名医谈健康　　曹礼忠　主审

名中医教你 轻松
降血糖

汪何　编著

U0193953

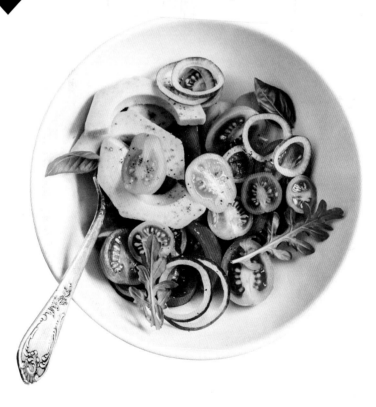

羊城晚报 出版社
·广州·

图书在版编目（CIP）数据

名中医教你轻松降血糖 / 汪何编著 . — 广州 : 羊城晚报出版社，
2019.10

ISBN 978-7-5543-0597-3

Ⅰ . ①名… Ⅱ . ①汪… Ⅲ . ①糖尿病 – 防治 Ⅳ . ① R587.1

中国版本图书馆 CIP 数据核字（2018）第 139519 号

名中医教你轻松降血糖
Mingzhongyi Jiaoni Qingsong Jiang Xuetang

策划编辑	高 玲
责任编辑	高 玲 廖文静
特约编辑	李 朝 张 华
装帧设计	金版文化
责任技编	张广生
责任校对	罗妙玲
出版发行	羊城晚报出版社（广州市天河区黄埔大道中 309 号羊城创意产业园 3–13B 邮编：510665） 发行部电话：（020）87133824
出 版 人	吴 江
经 销	广东新华发行集团股份有限公司
印 刷	佛山市浩文彩色印刷有限公司
规 格	787 毫米 ×1092 毫米 1/16 印张 11.75 字数 230 千
版 次	2019 年 10 月第 1 版 2019 年 10 月第 1 次印刷
书 号	ISBN 978-7-5543-0597-3
定 价	49.80 元

序

改革开放以来，随着经济的发展、人民生活方式的改变，我国糖尿病患病率从1980年的0.67%上升至2013年的10.4%，人数超过1亿，已从少见病变成流行病，是影响人类健康的主要"杀手"。然而，据目前统计，我国人民对糖尿病的认识仍严重不足，血糖的达标率仍不容乐观，社会迫切需要行之有效、"接地气"的糖尿病科普指导。

中西医治疗糖尿病，殊途同归，急则西医治疗为主，缓则中医调理见长。自古以来，中医药"整体观念"、"未病先防"、"既病防变"等理念深入人心，"药食同源"的理论亦由来已久，因此以中医为基础进行糖尿病饮食和养生方法的科普，更易被广大群众接受。

糖尿病属中医"消渴病"范畴，其名首见于《皇帝内经》，《素问·奇病论》云："此人必数食甘美而多肥也，肥者令人内热，甘者令人中满，故其气上溢，转为消渴。"这与现代对糖尿病的认识不谋而合。现代研究亦发现，以中医理论为基础，对糖尿病患者加以饮食指导，有助于控制血糖、延缓并发症的发生，从而提高生活质量。

有鉴于此，历代中医家一直兢兢业业为防治消渴病的事业努力探索，对其认识亦不断完善，而广东省第二中医院的汪何教授就是其中一位孜孜不倦的践行者。从医几十年来，他一直在临床一线辛勤工作，采百家之长，承负古今，在中医药防治糖尿病及其并发症方面积累了丰富的临床经验。

纵观此书，汪教授融汇中西，将中医思维之精髓表述得深入浅出，实乃精诚之作，且具有如下特点：其一，所选食疗养生方法，可靠性强，有别于以往众多图书，首先强调须"辨证"，再分别介绍不同证型相应的运动、理疗、食疗、茶饮、足浴方式，能给读者带来一个全新的认识；其二，编排清晰明了，以糖尿病常见的8个中医证型为纲，匠心独具，设计新颖，文字通俗易懂；其三，衷中参西，虽为中医读本，但又有规范的西医认识，内容丰富；其四，重视对糖尿病患者的心理建设，娓娓道来，体现了其对糖尿病综合防治的心得。

　　本书是作者基于多年来对糖尿病临床现象的认识和思考，亦是作者多年来对糖尿病中医食疗的领悟，旨在弘扬中医思维，嘉惠国民，不失为一优秀读本。本书的出版，对于糖尿病的中医科普具有极强的启迪和指导作用，无疑能让广大糖尿病患者受益，故于本书付梓之际，欣然命笔作序，与之共勉。

朱章志

2019年4月

　　（朱章志教授：岭南名医，广州中医药大学第一附属医院内分泌科主任。）

目录
CONTENTS

PART 1
你对糖尿病有多少了解？

PART 2
口渴多饮·随饮随渴·舌红少津

肺热型糖尿病——清热润肺、生津止渴

PART **3** 多食易饥·形体消瘦·大便燥结

胃热型糖尿病——清胃泻火、养阴增液

PART **4** 消谷善饥·恶热喜冷·烦躁不宁

肺胃热盛型糖尿病——宣肺清热、清泻胃火

PART **5**

尿频量多·腰膝酸软·口唇干燥

肝肾阴虚型糖尿病——滋阴补肾、润燥止渴

PART **6**

两颧红赤·形体消瘦·五心烦热

阴虚内热型糖尿病——滋阴降火

PART **7**

食欲不振·面色苍白·神疲乏力

气阴两虚型糖尿病——益气养阴

PART **8**

面色淡白·身倦乏力·疼痛如刺

气阴两虚兼血瘀型糖尿病——益气养阴、活血化瘀

PART **9**

尿频量多·腰膝酸软·畏寒怕冷

阴阳两虚型糖尿病——温阳滋阴、补肾固涩

PART **10**

糖尿病患者要重视心理建设

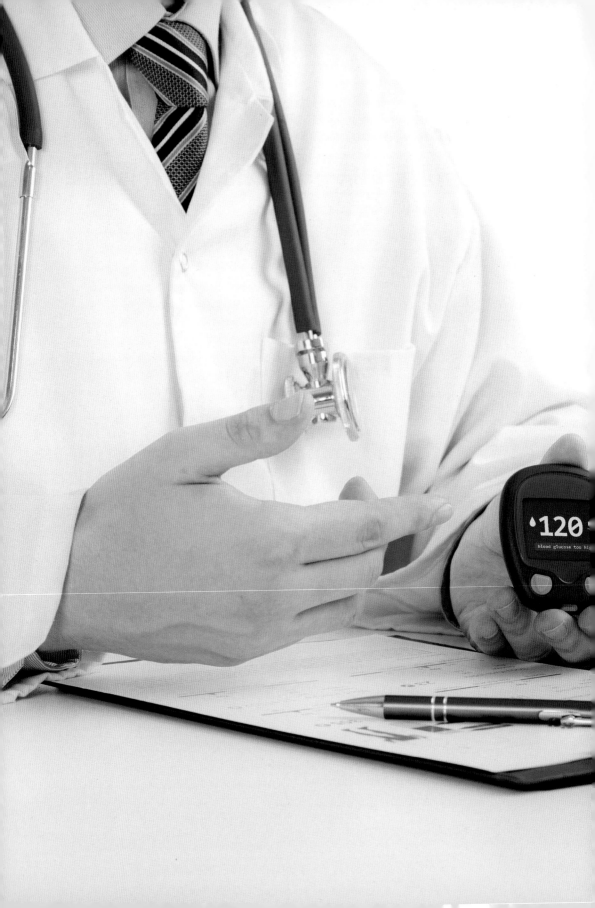

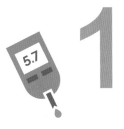

你对糖尿病有多少了解？

有人说糖尿病是甜蜜的杀手，也有人将糖尿病比喻为温柔的杀手，还有人认为糖尿病是沉默的杀手，不管是哪种观点，糖尿病已被公认是继肿瘤和心脑血管疾病之后危害人类健康的第三大杀手。那么，你对糖尿病又了解多少呢？

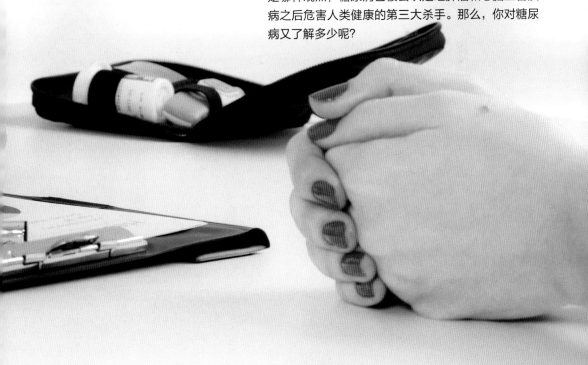

抽丝剥茧说血糖

　　血液中的糖分称为血糖，绝大多数情况下都是以葡萄糖（英文简写Glu）的形式存在。血糖对于我们的身体而言，就相当于汽油对汽车的作用——提供能量和动力。人体内各组织细胞活动所需的能量大部分来自葡萄糖，所以血糖必须维持在一定的水平才能满足体内各器官和组织的需要。油箱空了，汽车也就跑不动了；人体没有了血糖，也就不能进行生命活动了。

　　但与汽油不同的是，人体内的血糖太多了对身体有害。那么，什么血糖水平比较合适呢？正常人空腹血糖浓度为3.6～6.1 mmol/L，空腹血糖浓度超过7.0 mmol/L称为高血糖，血糖浓度低于3.6 mmol/L称为低血糖。

　　糖作为身体必不可少的营养物质之一，其来源是日常饮食。我们吃进去谷物、蔬果等，经过消化系统转化为单糖（如葡萄糖等）进入血液，运送到全身细胞，作为能量的来源。如果能量比较多，我们的生命活动一时间消耗不了，则转化为糖原储存在肝脏和肌肉中，肝脏可储存糖原70～120克，占肝重的6%～10%。细胞所能储存的糖原是有限的，如果摄入的糖分过多，多余的糖就转化为脂肪，人就会发胖。

　　当食物消化完毕后，储存的肝糖原即成为糖的正常来源，维持血糖的正常浓度。在进行剧烈运动时，或者长时间没有补充食物的情况下，肝糖原就会消耗完。此时细胞将分解脂肪来供应能量，脂肪的10%为甘油，甘油可以转化为糖。脂肪的其他部分也可以通过氧化产生能量，但其代谢途径和葡萄糖不同。

　　人体的血糖是由一对相互矛盾的激素调节的，它们就是胰岛素和胰高血糖

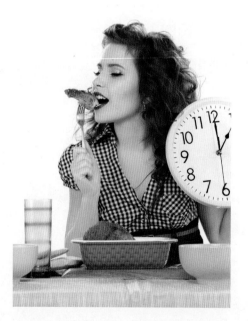

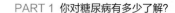

素。当感受到血液中的血糖低的时候，胰岛的α细胞会分泌胰高血糖素，动员肝脏的储备糖原释放入血液，导致血糖上升；当感受到血液中的血糖过高的时候，胰岛的β细胞会分泌胰岛素，促进血糖变成肝糖原储备或者促进血糖进入组织细胞。

空腹血糖浓度≥7.0 mmol/L和（或）餐后2小时后血糖≥11.1 mmol/L，即可诊断为糖尿病。做口服糖耐量试验，服糖后2小时血糖≥11.1 mmol/L，也可诊断为糖尿病。血糖浓度随着饮食、运动等生命活动会有一定程度的波动，这种波动是正常的，所以大家不要看到血糖浓度不在正常范围内就盲目恐慌。此外，诊断糖尿病一定要以静脉血糖作为依据。

1 型糖尿病和 2 型糖尿病如何区分

对糖尿病稍有了解的朋友都知道，糖尿病主要有1型糖尿病和2型糖尿病两种。糖尿病易出现糖尿病酮症酸中毒（DKA）。

1型糖尿病有三大特点：第一，它多发于儿童或青少年期，但并不绝对，也可能发生在一生中各个年龄段，特别是更年期；第二，1型糖尿病的发病一般比较急骤，口渴、多饮、多尿、多食以及乏力消瘦、体重急剧下降等症状十分明显，有的患者朋友第一次发病就出现酮症酸中毒；第三，患者朋友一旦得了1型糖尿病，将无一例外需使用胰岛素治疗。

2型糖尿病多在35～40岁之后才发病，占糖尿病患者的95％以上，我们在日常生活中接触到的糖尿病患者主要是2型糖尿病。

与1型糖尿病患者不同的是，2型糖尿病患者体内产生胰岛素的能力并非完全丧失，有的患者体内胰岛素甚至产生过多，但胰岛素的作用效果较差，因此患者体内的胰岛素相对缺乏，可以通过某些口服药物刺激体内胰岛素的分泌，但到后期仍有一些患者需要使用胰岛素治疗。2型糖尿病与1型糖尿病另一个重要的不同在于发病原因，2型糖尿病的病因更为复杂一些。

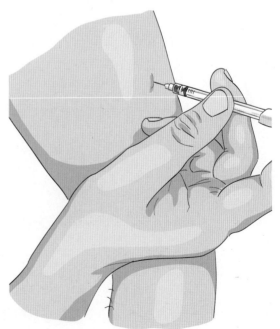

为什么会患上糖尿病

糖尿病的致病原因和发病机制都十分复杂,目前医学界也还没有完全研究清楚,不过基本都认为与以下因素有很大的关系。

遗传因素

很多人因为先天的原因更容易患糖尿病,糖尿病是举世公认的遗传性疾病。研究表明,血亲中有糖尿病患者的人患病的可能性比没有患病血亲的人高出5倍。在1型糖尿病的病因中,遗传因素占50%;在2型糖尿病的病因中,遗传因素甚至高达90%以上。

肥胖因素

这一点相信很多朋友都在生活中有一些直观的认识,目前的研究也印证了这一点,60%～80%的成年糖尿病患者在发病前都有不同程度的肥胖,而且肥胖的程度与糖尿病的发病率呈正比。我们都知道人到中年"发福"是很常见的现象,所以随着年龄增长,人体肌肉占体重的比例逐渐减少,脂肪占比却逐渐增多。自25岁至75岁,肌肉由47%减少到36%,而脂肪却由20%增加到36%!这正是中老年人糖尿病多发的主要原因之一。

年龄

从全国范围内的调查结果来看,无论男女,20岁以下人群患糖尿病的概率最低,一般60～70岁时达到高峰。随着年龄的增长,糖尿病的患病率呈急剧上升的趋势。糖尿病之所以特别"偏爱"老年人,一方面与生理改变有关,另一方面与生活方式密切相关。随着年龄的增大,体内器官也逐渐萎缩,各种功能日趋衰退，容易营养过剩，加之机体对胰岛素作用的敏感性降低，因而患上糖尿病的概率也就更大。

药物与激素

在糖尿病的发病机制中，不仅有胰岛素的相对或者绝对不足，而且也有胰高血糖素的相对或绝对过多。众所周知，人体内能使血糖下降的唯一激素是胰岛素，而由胰岛细胞分泌的胰高血糖素则是对抗胰岛素作用的主要激素。当胰高血糖素浓度增高时，可导致血糖升高。当然，在糖尿病的发病机制中仍以胰岛素绝对或者相对不足为主要因素，胰高血糖素等可使血糖进一步升高则属于次要因素。一些药物例如苯妥英钠、胰高血糖素、避孕药以及阿司匹林、消炎痛等止痛退热药，均能影响糖代谢，引起高血糖或者葡萄糖耐量降低，敏感者甚至可引发糖尿病。

不良的生活方式和状态

生活方式引发糖尿病主要是长期摄食过多和体力活动少。结合我们前面提到的肥胖因素，这一点就很好理解了：吃得太多就会导致营养过剩，让胰岛素 β 细胞的负担过重，这个时候如果又没有足够的体力活动量，不发胖都不可能，糖尿病也就随之而来了。生活状态主要是指精神因素，这一点以前常被忽略。近年来，研究人员逐渐发现：伴随着精神的紧张、情绪的激动以

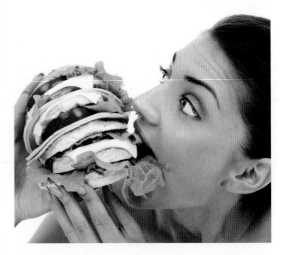

及各种应激状态，会引起有升高血糖效果的一些激素的大量分泌，如生长激素、去甲肾上腺素、胰升糖素及肾上腺皮质激素等。人体虽然有自动调节机能，但如果长期受到精神因素的困扰，血糖就会长期偏高，此后就容易演变成糖尿病。

教你看懂糖尿病化验单

很多注意自己身体健康的中老年朋友都会去查一查自己是否患有糖尿病,但是化验单出来以后,许多指标让不具备专业知识的朋友头都大了。其实这个化验单里的结果是很容易理解的,主要从下面这些数据和呈现结果来分析。

尿糖和血糖

这两项是最直接的指标,不过具体怎么看很多朋友就不清楚了。正常情况下,尿液中是几乎没有葡萄糖的,尿糖检查呈阴性。当血糖增高到一定程度,肾脏就不能将尿液中的葡萄糖全部吸收,尿糖就会增高呈阳性,化验单上用"+"号表示。血糖要看检测的是哪一种状态下的数值,空腹血糖≥7.0 mmol/L 和(或)餐后2小时血糖≥11.1 mmol/L 即可诊断为糖尿病。空腹血糖在6.1～6.9 mmol/L 为空腹血糖受损,餐后2小时血糖≥7.8～11.0 mmol/L为糖耐量受损,这两种结果都可以认为是糖尿病前期。

葡萄糖耐量试验

葡萄糖耐量试验和下述的许多指标就是一般老百姓不太了解的了。在正常情况下,空腹血糖3.9～6.1 mmol/L,在口服葡萄糖2 小时后血糖<7.8 mmol/L,3小时后血糖恢复正常。葡萄糖耐量试验对诊断糖尿病非常重要,因为它反映了身体应对血糖升高的能力。很多时候单单血糖升高并不意味着患有糖尿病,只要多摄入一些糖分,血糖就会升高,因此,疑似患有糖尿病者往往需要经过葡萄糖耐量试验才能作出最后诊断。

口服葡萄糖耐量诊断标准：口服75克葡萄糖后2小时血糖≥11.1 mmol/L，可诊断为糖尿病；如血糖≥7.8 mmol/L但≤11.1 mmol/L，为葡萄糖耐量降低。

▍糖化血红蛋白和糖化血清蛋白

糖化血红蛋白可以反映采血前2～3个月的平均血糖水平，其正常值为4%～6%。就算是已经患上了糖尿病的朋友，也需要将这项指标控制在6.5%以下。糖化血清蛋白反映的是检测之前2～3周内的平均血糖水平，其正常值为1.5～2.4 mmol/L。

▍胰岛功能测定

如果不测定胰岛功能的状况，那么就不可能了解我们身体自我调节血糖水平的能力，所以了解胰岛 β 细胞的功能状态，可以协助医生们判断糖尿病类型，根据每个病人的具体情况确定治疗方案。胰岛功能测定通常包括胰岛素释放试验和C肽释放试验。前者是让患者摄入一些糖分再测定血浆胰岛素水平，空腹时，正常胰岛素值为5～20μU/ mL，服糖后1 小时上升为空腹的5～10倍，3 小时后恢复至空腹水平。健康人空腹血浆C 肽值为0.8～4.0 μg/ L，餐后1～2 小时增加4～5 倍，3小时后基本恢复。

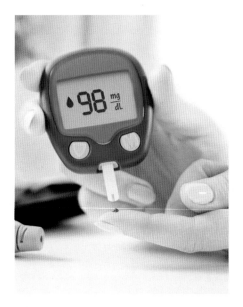

▍尿微量白蛋白

尿微量白蛋白的测定主要是看患者的肾好不好，有没有受到早期的损害，损害的程度是多大。如果24小时尿微量白蛋白超过30毫克，或者尿白蛋白与尿肌酐的比值为30～300 ug/mg，那么肾已经有早期损害了。这个时候一定要严格控制血糖、血压，积极配合治疗，肾功能一般都可以恢复正常。

糖尿病相关抗体

糖尿病的相关抗体有很多，包括谷氨酸脱羧酶抗体（GADA）、胰岛细胞抗体（ICA）和胰岛素自身抗体（IAA）等。我们都知道，抗体是我们身体产生应对疾病的物质，有很强的针对性，所以有什么样的抗体就意味着患了与之对应的疾病，检测抗体可以确定糖尿病的类型。健康人、2型糖尿病患者的这三种抗体都是呈阴性的，1型糖尿病患者则多呈阳性。

血酮体、尿酮体

这项指标一般只有重症糖尿病患者才会异常，如果发现血中的 β－羟丁酸含量超过0.5 mmol/L，那就说明已经患上了一种糖尿病的并发症——糖尿病酮症。这种并发症是由于胰岛素严重缺乏及糖利用障碍，造成脂肪分解，产生大量酮体并在血中堆积引起的糖尿病酮症酸中毒。这一项检测指标之所以重要，是因为如不能及时发现和救治，是会危及生命的。

血脂

糖尿病患者要密切关注自己的血脂情况，因为血脂很容易超标。

专业医生建议总胆固醇<4.5 mmol/L，甘油三酯<1.5 mmol/L，高密度脂蛋白胆固醇>1.1 mmol/L，低密度脂蛋白胆固醇<2.6 mmol/L。

糖尿病对身体的危害

　　随着人们生活水平的提高，糖尿病已成为全球第三大严重危害人类健康的疾病。病程较长的糖尿病患者在不同程度上都患有各种并发症。那么，糖尿病对我们的身体到底有什么危害呢？

危害周围血管

　　糖尿病患者首先出现的身体状况异常是血糖升高，血糖升高以后，我们身体的血液流通就会受到影响，这和糖水比清水更黏稠是一个道理。这种异常状态对周围血管的影响主要以肢动脉为主，当周围血管发生病变的时候，局部组织对损伤因素的敏感性就会有所降低，长此以往，病人会出现下肢疼痛、溃烂的症状。由于周围血管受损，肢体就有供血不足的毛病，血液是生命的源泉，供血不足就会引发肢端坏死，严重时可导致残废，最后演变到必须截肢的地步。

危害心脑血管

　　糖尿病本身其实没有那么可怕，其可怕之处在于会引发一些具有致命性的并发症，其中最让人畏惧的就是心脑血管疾病，包括冠心病、脑梗死、脑出血、糖尿病心力衰竭、心律失常等。为什么糖尿病会危害心脑血管呢？这和糖尿病危害周围血管的原因是类似的，患者的主动脉、脑动脉都会逐渐出现粥样硬化。另外，血糖升高不仅仅会形成高血糖，还会让我们的身体形成高血脂和高血压，"三高"都是引发心脑血管病的"高手"，所以糖尿病不仅发病率逐步上升，引发的死亡率也在逐步上升。

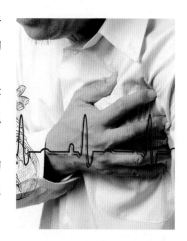

危害神经

血糖升高对身体的整体性影响是多方面的，神经病变就是其中的重要一项，它是糖尿病的慢性并发症之一，其中最常见的是周围神经病变和自主神经病变。周围神经病变会让病人的身体四肢末梢麻木、冰冷刺痛，自主神经病变会让病人出现无汗、少汗或者多汗的症状。这样的文字描述或许看起来并不可怕，但实际上神经病变是糖尿病致死、致残的重要因素。

影响物质代谢

很多朋友都知道糖尿病是我们身体内的糖分代谢出现障碍，但是我们在这里说的是"物质代谢"，显然就说明糖尿病不仅让糖代谢出现问题，其他物质代谢也会有问题。我们的身体也许是已知最复杂的结构，往往牵一发而动全身，糖代谢严重紊乱后，脂肪及蛋白质分解加速，产生大量酮体，血酮浓度就会明显增高。如果不是医学相关的朋友，可能不清楚这意味着什么，简单说来就是会导致酮症酸中毒和高渗性非酮症昏迷，致死率极高，需要紧急救治。

危害眼睛

除了对身体整体性的危害，糖尿病还会对身体的部分器官造成危害，我们先来说说常见的眼部病变。糖尿病危害眼部的主要表现是视网膜病与白内障，患者朋友会有视力下降的症状，严重时还会引起失明。统计表明，糖尿病是20岁以上病人失明的最主要原因。

危害肾脏

糖尿病对身体排尿的器官——肾脏有很大的影响。肾脏本来是要将糖完全重新吸收的，但由于血糖、血压及血脂的异常升高，肾脏不堪重负，可是它又不会像人一样太累了就罢工休息，长期超负荷运转就促进了糖尿病肾病的发生和发展，严重时会导致肾功能衰竭，甚至产生尿毒症，这也是2型糖尿病最重要的死亡原因之一。

警惕十大症状，尽早筛查血糖

口干多饮、多尿、多食及消瘦，是糖尿病常见的"三多一少"症状。不少人在检查出糖尿病之前都没有显著的糖尿病症状，直到检查出糖尿病后仍觉得不可思议：我怎么就得糖尿病了呢？其实很多糖尿病患者在被确诊之前已经患病几年了，只因他们忽视了糖尿病的一些不典型症状。如果你有以下十大症状，建议尽早做糖尿病的筛查。

皮肤感觉异常

并不是所有的皮肤感觉异常都和血糖升高有关，如果发现自己四肢末梢皮肤有蚁走感、四肢麻木、瘙痒，尤其女性出现外阴瘙痒，那就需要引起注意了。血糖升高会让感觉神经出现障碍。

黑棘皮病

黑棘皮病发病的时候，皮肤颜色加深、变黑，角化过度，疣状增生，是一种比较容易辨别的皮肤病。这些症状往往出现在脖子、腋下、肘关节、膝关节、腹股沟，总而言之就是皮肤的皱褶处，这种颜色加深是洗不掉的。

性功能障碍

由于糖尿病引起的血管、神经系统病变，患者的心理也容易出现问题，导致存在心理障碍，进而引发男性阳痿及女性性冷淡、月经失调。当然，性功能障碍有很多原因，不能武断地下结论。

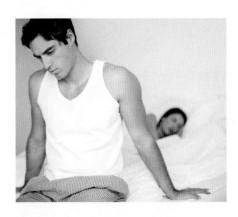

怕冷多汗

这并不是糖尿病人普遍的症状，但有些患者，尤其是老年人会出现怕冷、常出汗的情况，特别是后半夜，体温只有35.5~36.5 ℃，而且夜间到了一定的时间就会出汗，甚至非常有规律，情绪不稳定也容易出汗。这种现象在其他身体疾病中不太可能出现，所以一旦发生就要引起重视。

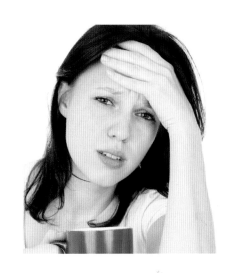

女性腹型肥胖

腹型肥胖的女性，特别是腰围/臀围>0.7的话，糖耐量试验异常的可能性较大；当腰围/臀围>0.85时，基本上可以确认患上了代谢综合征。这时候就不要单想着自己只是吃多了需要减肥，实际上女性腹型肥胖是提示患上糖尿病的一项重要指标。

代谢综合征

身体出了一些问题的时候，很多朋友不太会联想到代谢异常这个方面，不过如果出现高血压、高脂血症、肥胖、高血液黏稠度等症状，那很可能说明身体中存在胰岛素抵抗、高胰岛素血症的情况，是2型糖尿病患者常见的症状。

两侧腿围不等

中老年糖尿病患者由于下肢乏力，走路的时候会一侧重，另一侧轻，测量就会发现两侧腿围不等，重侧腿围<轻侧腿围，那就很可能是由糖尿病引起的。

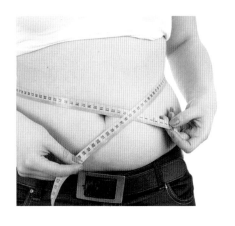

容易感染

血糖升高会使我们身体的免疫功能受到影响，导致抵抗力下降，容易出现皮肤疖肿，呼吸、泌尿、胆道系统的各种炎症。这和我们偶感风寒抵抗力下降是不一样的，治疗起来要困难得多。这种免疫功能受损主要是糖尿病人营养不良、长期饮食较少引起的。

疲乏无力

我们都知道如果感觉体虚心慌，喝杯糖水就会有所缓解，这是因为糖能够直接被身体当作能量利用。糖尿病人群摄入的糖分没有顺利代谢，积聚在血液里，身体没办法直接利用，细胞就不能获得足够的能量，所以糖尿病人总是感到疲乏无力。

排尿困难

有时候大家可能没有意识到自己排尿困难，但如果发现自己上厕所的频率比以往更低，排尿时不是特别顺畅，能感觉到膀胱里的余尿增多，"意犹未尽"又很难改变，甚至有膀胱扩张的症状，即有可能是糖尿病的反应。这种症状恶化以后就是整个泌尿系统出现问题，所以中老年男性出现排尿困难时要认真排查原因。

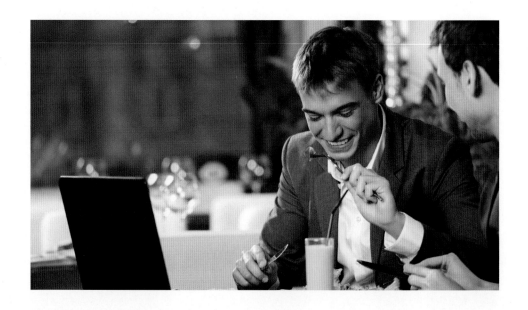

中医看糖尿病须辨证

　　看过中医的朋友们都知道,在你表述完自己的不舒服后,医生会切一切你的手腕脉搏,瞧一瞧你的舌头,再问一些关于你疾病的情况,根据中医理论进行诊治,然后在处方单上写下适合你病症的处方。这个过程就是中医常说的辨证。

　　辨证是中医的一大特色,同一病况,不同人可能病因完全不同,不同疾病可能表现出的病症又十分相似……这就需要医生们进行精准的辨证,这样才能开对药、治对病。

　　糖尿病需要西医来确诊,通过中医辨证论治还是具有很好效果的。中医认为,糖尿病属于"消渴"的范畴,以多饮、多食、多尿、乏力、消瘦或尿有甜味为主要的临床表现。糖尿病是继心血管疾病及肿瘤后又一种严重威胁人类生命健康的非传染性疾病,中医治疗可以明显改善糖尿病患者的症状与病情,对预防和治疗糖尿病并发症有着重要的作用。

　　消渴病的病因比较复杂,先天禀赋不足是引起消渴病的重要内因。长期饮食不节,损伤脾胃,导致脾胃运化失职,长期积热,燥热伤津,津亏液少,引起消渴;情志失调,脏器郁而化火,灼伤津液而发消渴;房事过度,劳欲过度,肾精亏损,虚而化火,终致肾虚肺燥胃热而发消渴。消渴病变的脏腑主要在肺、肾、胃,按病因不同一般可分为肺热型、胃热型、肺胃热盛型、肝肾阴虚型、阴虚内热型、气阴两虚型、气阴两虚兼血瘀型、阴阳两虚型八种情况,下面我们分八个章节向大家介绍糖尿病应该如何防治。

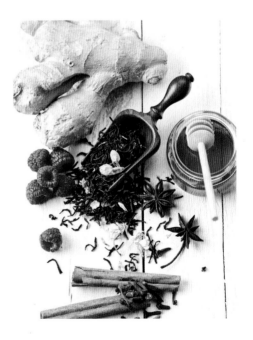

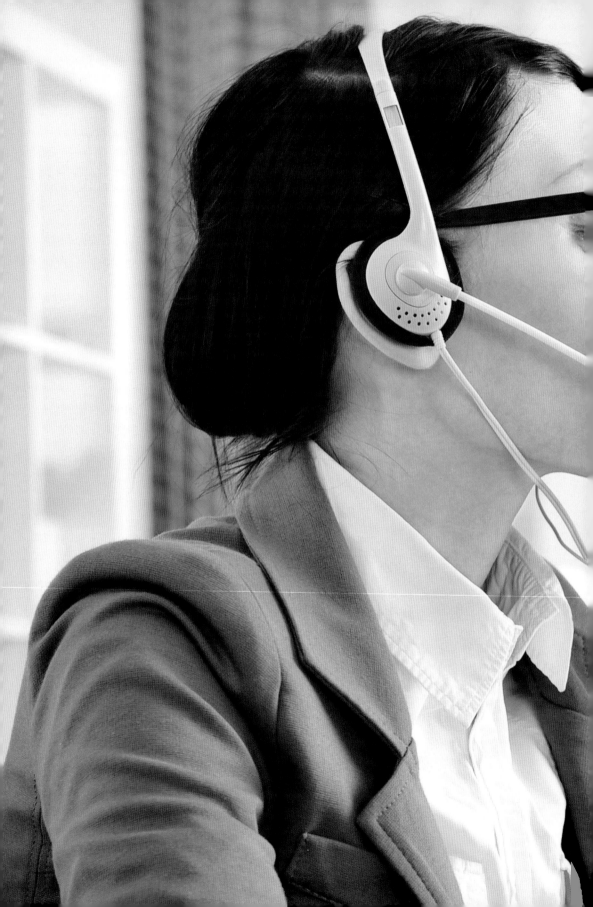

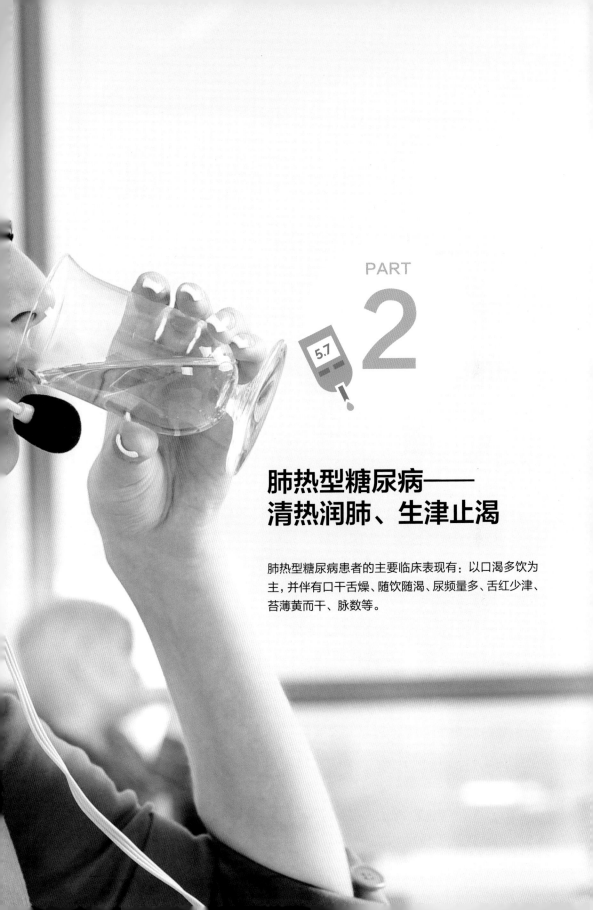

5.7

肺热型糖尿病——
清热润肺、生津止渴

肺热型糖尿病患者的主要临床表现有：以口渴多饮为主，并伴有口干舌燥、随饮随渴、尿频量多、舌红少津、苔薄黄而干、脉数等。

认识**肺热型**糖尿病

医案

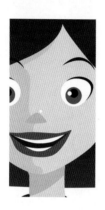

● 张某某，男，42岁

● 职业：工人

● 就诊日期：2015年12月

　　口干多饮2月。伴有消瘦，喜凉饮，多饮不解渴，尿多色黄，晨起咳嗽痰黄。舌尖红，舌苔黄腻，脉弦数。有20余年吸烟史，每日30～40支。查空腹血糖2次，分别为15.1 mmol/L及14.5 mmol/L。诊断：2型糖尿病。

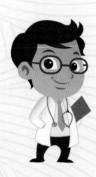

汪教授解析

　　患者嗜烟多年，积热于肺，肺热炽盛，灼伤津液，引起口渴多饮而不解渴，喜凉饮，尿多而黄，并有咳嗽痰黄等症。治疗应以清热润肺、生津止渴为法。

居家调养

①起居护理

保持室内安静，温湿度适宜，空气新鲜。冬春气候变化之季，尤须避免感受外邪，避免劳累。增加体育锻炼，提高免疫力。

②精神调养

忧虑和悲伤与肺有密切的关联，可使人气机阻滞，血脉沉涩，进而致使脏腑功能失调，人体正气受损，易受病邪侵袭，进而加重病体原有的损害，使病情恶化。所以，生活中尽量不要让自己陷于忧或悲的情绪中，如果出现这两种情绪，尽可能做能让自己快乐起来的事情。

③戒除烟酒

烟为辛燥之品，吸烟会熏灼气道，引起咳嗽并振动肺叶，对肺热患者有百害而无一益。肺热型糖尿病患者应绝对禁止饮用烈性酒，如烧酒属纯阳之品，可消烁真阴，加重肺热症状。

④饮食宜忌

肺热型糖尿病患者应忌食辛辣生火燥热之品，如辣椒、胡椒、羊肉等；宜多食滋阴润肺的食品，如秋梨、荸荠、银耳、百合、白萝卜等。

适合的运动方案

1 深呼吸

适度深呼吸有助于清肺，下面介绍两种简单有效的呼吸法。

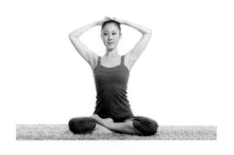

①**腹式呼吸法：**伸开双臂，尽量扩张胸部，然后用腹部带动来呼吸。这种呼吸方式的目的是增加肺容量。

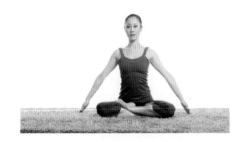

②**缩唇呼吸法：**快速吸满一口气，呼气时像吹口哨一样慢慢"吹"出，目的是让空气在肺里停留的时间长一些，让肺部气体交换更充分，肺热型糖尿病患者可常做。

上述呼吸法最好每天早晚各练一组，每组次数可量力而行。

2 双拉耳廓

中医称之为"双峰展翅"。用两手拇指与食指对捏住耳下端的软骨，先向外侧牵引拉耳廓，至外耳道有微痛感，再有节奏地向外下方微微震动、牵拉，一下接一下，以外耳道有感觉为度。一般牵拉几十下至几百下，也可以根据自己的情况加到200~300下。

3 五禽戏——熊戏

仰卧式，两腿屈膝拱起，两脚离地，两手抱膝下，头颈用力向上，使肩背离开地面；略停，先以左肩侧滚落地面，当左肩一触及地面立即复头颈用力向上，肩离地面；略停后再以右肩侧滚落，复起。如此左右交替各 7 次。然后起身，两脚着地成蹲式，两手分按同侧脚旁；接着如熊行走般，抬左脚和右手掌离地；当左脚、右手掌回落后即抬起右脚和左手掌。如此左右交替，身躯亦随之左右摆动，片刻而止。

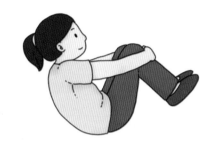

4 敲打手太阴肺经

左手前臂放平，掌心向上，右手握拳，用小指掌指关节自左肩窝的位置稍用力沿着手臂偏外侧一直敲打到拇指指端，在肩窝、肘部、掌跟三个位置重点敲打。接着交换手臂，左手握拳，敲打右臂的手太阴肺经。每侧各敲打 2 分钟，每天早、中、晚各敲打 1 次。

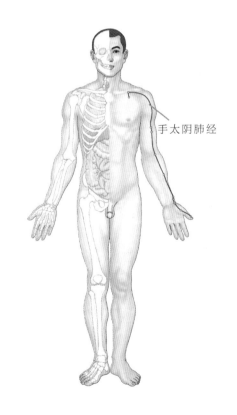

手太阴肺经

饮食调理

食疗

银耳炒肉丝

材料：水发银耳 200 克，猪瘦肉
200 克，红椒 30 克，姜片、
蒜末、葱段各少许。

调料：料酒 4 毫升，生抽 3 毫升，
盐、鸡粉、水淀粉、食用油
各适量。

热量表	
总热量	701.6 千卡
碳水化合物	143 克
蛋白质	61.8 克
脂肪	15.3 克

做法：

①银耳泡好，切成小块；瘦肉洗净切丝；红椒洗净去籽，切丝。

②把瘦肉丝装入碗中，放入适量盐、鸡粉、水淀粉、食用油，腌渍约 10
分钟至入味；锅中烧开水，加入少许食用油、盐，倒入银耳焯烫片刻，
捞出。

③用油起锅，放入姜片、蒜末爆香，倒入肉丝炒至松散，加适量料酒炒至
肉丝变色，倒入银耳炒匀，放入红椒丝，加适量盐、鸡粉、生抽调味，
加水淀粉勾芡，撒上葱段翻炒均匀即可。

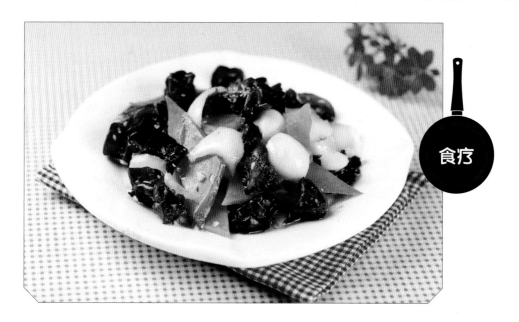

木耳炒百合

材料： 水发木耳 50 克，鲜百合 40 克，胡萝卜 70 克，姜片、蒜末、葱段各少许。

调料： 盐 3 克，鸡粉 2 克，料酒 3 毫升，生抽 4 毫升，水淀粉、食用油各适量。

热量表	
总热量	311.7 千卡
碳水化合物	25.7 克
蛋白质	3 克
脂肪	0.3 克

做法：

①将洗净去皮的胡萝卜切片，洗好的木耳切小块。

②锅中注入清水烧开，加入盐、胡萝卜片、木耳，淋入少许食用油，煮至食材断生后捞出。

③油爆姜片、蒜末、葱段，倒入洗净的百合，炒匀，再淋入料酒，倒入焯煮好的食材，快速翻炒至全部食材熟透。

④加盐、鸡粉、生抽、水淀粉，翻炒几下，至食材入味即成。

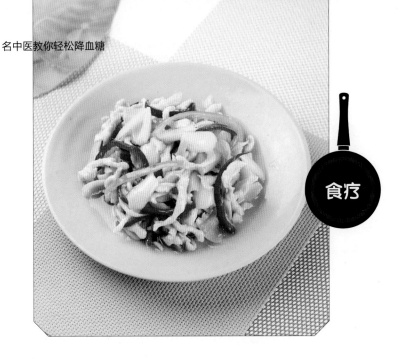

食疗

鸡丝炒百合

材料: 鸡胸肉 300 克,鲜百合 70 克,
青红椒丝、姜丝各少许。

调料: 料酒、盐、水淀粉、食用油各适量。

热量表	
总热量	512.4 千卡
碳水化合物	34.7 克
蛋白质	60.4 克
脂肪	15.1 克

做法:

①将鸡胸肉洗净切成细丝,加盐、水淀粉、食用油腌渍 10 分钟。

②加盐的沸水锅中倒入洗净的鲜百合片煮熟,捞出沥水,再将鸡肉丝倒入,
汆烫片刻后捞出。

③油锅烧至五成热,放入鸡肉丝,滑油片刻,捞出沥干油。

④锅留底油,倒入青红椒丝、姜丝爆香,倒入鸡胸肉、百合,淋上料酒,
加盐翻炒至入味,加入水淀粉勾芡即可。

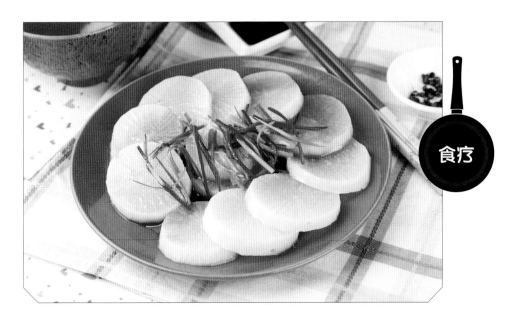

蒸白萝卜

材料： 去皮白萝卜 260 克，葱丝、
姜丝各 5 克，红椒丝 3 克，
花椒适量。

调料： 蒸鱼豉油适量，生抽 8 毫升。

热量表	
总热量	55.3 千卡
碳水化合物	11.1 克
蛋白质	2.2 克
脂肪	0.28 克

做法：

①洗净的白萝卜切 0.5 厘米左右厚的片。

②取一盘，呈圆形摆放好白萝卜片，放上姜丝，入电蒸锅蒸约 8 分钟
至熟。

③取出蒸好的白萝卜片，去掉姜丝，放上葱丝、红椒丝。

④用油起锅，放入花椒，爆香，将热油淋到白萝卜上面，去掉花椒，再淋
上蒸鱼豉油即可。

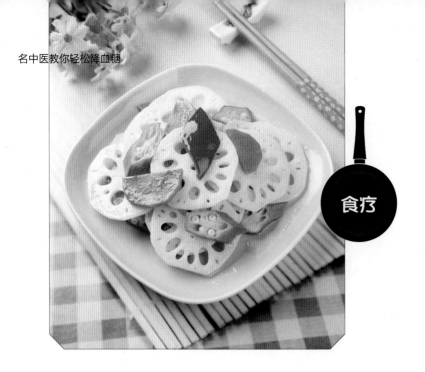

食疗

莲藕炒秋葵

材料：去皮莲藕 250 克，去皮胡萝卜 150 克，秋葵 50 克，红彩椒 10 克。

调料：盐 2 克，鸡粉 1 克，食用油 5 毫升。

热量表	
总热量	280.4 千卡
碳水化合物	59.7 克
蛋白质	8.2 克
脂肪	0.9 克

做法：

①洗净的胡萝卜切片，洗好的莲藕切片，洗净的红彩椒切片，洗好的秋葵斜刀切片。

②锅中注水烧开，加入油、盐，拌匀，倒入胡萝卜、莲藕，拌匀，放入红彩椒、秋葵，拌匀。

③焯煮约 2 分钟至食材断生，捞出焯好的食材，沥干水。

④用油起锅，倒入焯好的食材，翻炒均匀，加入盐、鸡粉，炒匀入味即可。

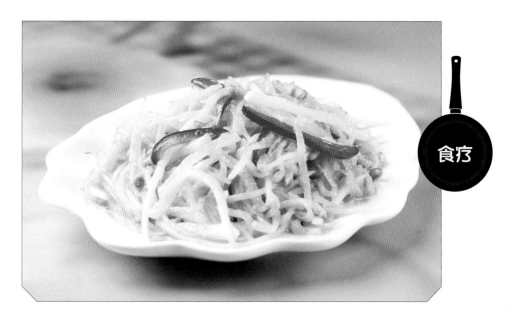

拌萝卜黄豆

材料: 白萝卜 150 克,黄豆 50 克。

调料: 盐、香油各适量。

热量表	
总热量	211.1 千卡
碳水化合物	15.6 克
蛋白质	18.9 克
脂肪	8.2 克

做法:

①将黄豆泡发至呈饱满状,加水煮至六成熟。

②白萝卜去皮洗净,切成小丁。

③将白萝卜丁放入黄豆锅中,一起煮至熟软,捞出沥水。

④装盘后加盐、香油拌匀即可。

中医理疗

按摩疗法

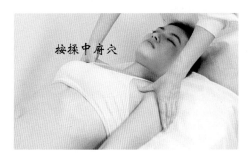

1 用手指指腹按揉中府穴，有酸痛、闷胀的感觉为度，先顺时针按揉 1~3 分钟，再逆时针按揉 1~3 分钟。

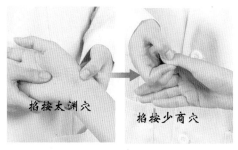

2 轻轻掐按太渊穴，掐 1~3 分钟，至有酸胀的感觉为度；垂直掐按少商穴 1~3 分钟，有刺痛感为度。

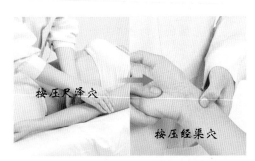

3 按压尺泽穴 1~3 分钟，至有酸痛感为度；用手指指腹按压经渠穴 1~3 分钟，稍用力，至有轻微的酸胀感为度。

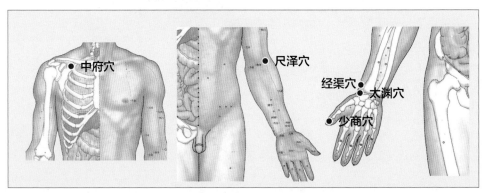

拔罐疗法

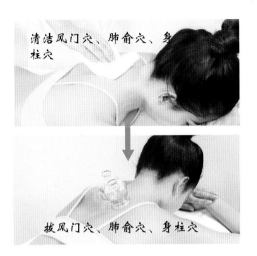

清洁风门穴、肺俞穴、身柱穴

拔风门穴、肺俞穴、身柱穴

1 用热毛巾擦拭清洁风门穴、肺俞穴、身柱穴，右手持罐，左手用止血钳夹住点燃的棉球，伸入罐内旋转一圈马上抽出，然后迅速将火罐扣在风门穴、肺俞穴、身柱穴上，每穴留罐 15 分钟。

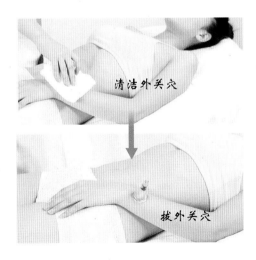

清洁外关穴

拔外关穴

2 用热毛巾擦拭清洁外关穴，用拔罐器将气罐拔取在外关穴上，15 分钟后将罐取下。

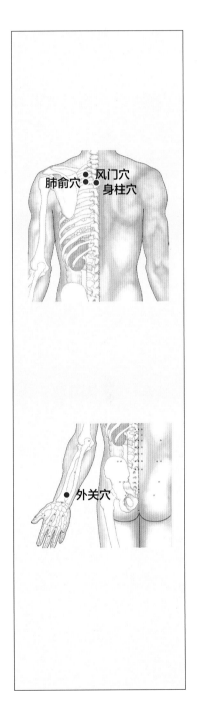

肺俞穴　风门穴
身柱穴

外关穴

中草药茶饮

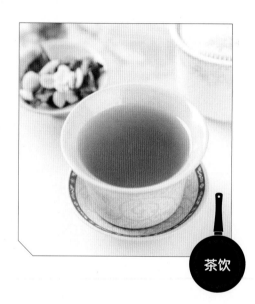

茶饮

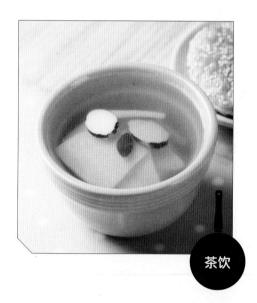

茶饮

桑叶枇杷叶茶

材料：桑叶 3 克，枇杷叶 5 克，甜杏仁 8 克。

做法：

① 砂锅中注入适量清水烧开。

② 倒入备好的枇杷叶、桑叶、甜杏仁。

③ 盖上锅盖，用大火煮 20 分钟至药材析出有效成分。

④ 关火后将药材捞干净，盛出药汁，装入碗中即可。

天花粉枸杞山药茶

材料：山药 20 克，枸杞 7 克，天花粉 10 克。

做法：

① 砂锅中注入适量清水烧开。

② 倒入备好的山药、枸杞、天花粉。

③ 盖上盖，烧开后用小火煮约 10 分钟至药材析出有效成分。

④ 揭盖，关火后盛出煮好的药茶，装入杯中即可。

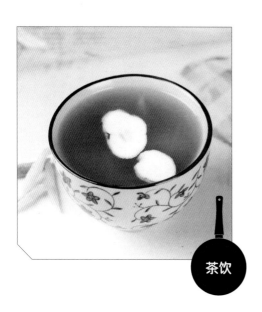

茶饮

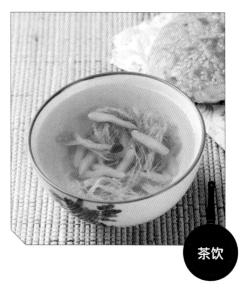

茶饮

天花粉二冬茶

材料： 天花粉 15 克，天冬、麦冬各
  10 克。

做法：

① 砂锅中注入适量清水烧开。

② 倒入备好的天花粉、天冬、麦冬。

③ 盖上盖，烧开后用小火煮 20 分钟，
  至其析出有效成分。

④ 揭开盖，用勺拌匀，略煮片刻，关火
  后盛出煮好的药茶，装入杯中即可。

麦冬竹茹茶

材料： 麦冬 20 克，竹茹少许。

做法：

① 砂锅中注入适量清水烧开，倒入备
  好的竹茹、麦冬，搅拌均匀。

② 盖上盖，烧开后用小火煮 15 分钟。

③ 关火后盛出煮好的茶水，装入碗中
  即可。

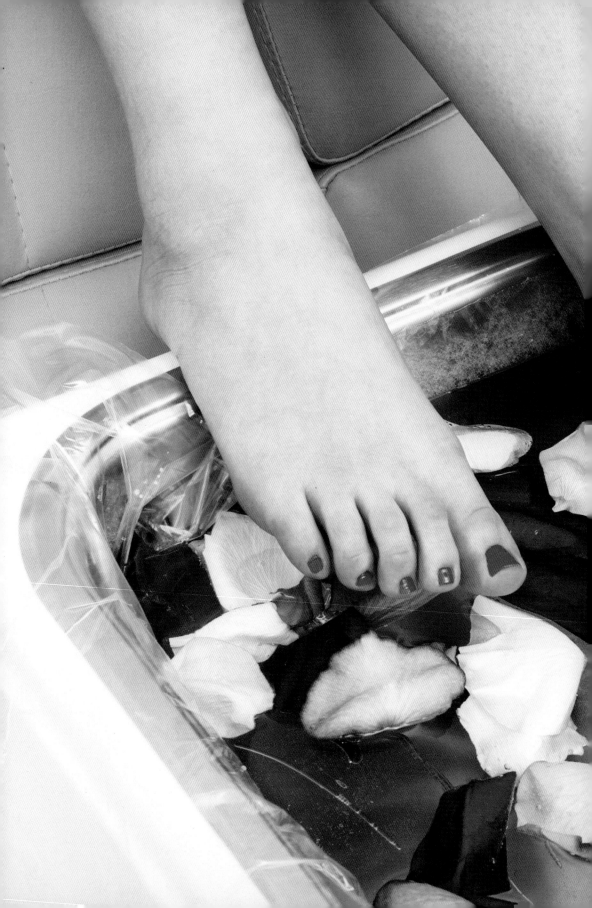

足浴疗法

配方 1

配方 生白萝卜 150 克，鱼腥草 30 克，菊花 20 克。

用法 将上述药物全捣烂，加适量清水，煎煮 20 分钟，去渣取汁，与 2000 毫升开水同入泡脚盆内，先熏足，后泡洗双足，每天熏泡 1 次，每次 30 分钟。

功效 疏风、清热、化痰。

配方 2

配方 桑叶 30 克，连翘、菊花、牛蒡子各 50 克，前胡 40 克。

用法 将上述药物加入适量清水，煎煮 20 分钟，去渣取汁，与 2000 毫升开水同入盆中，先熏蒸，后泡洗双脚，每天熏泡 1 次，每次 40 分钟。

功效 疏风清热、化痰止咳。

配方 3

配方 鱼腥草 50 克，竹沥 30 克，苦参 25 克。

用法 将上述药物加 1500 毫升清水，煎煮 20 分钟，取药液倒入泡脚盆中，趁热熏蒸，待温度适宜时浸泡双脚，每晚 1 次，每次 30 分钟。

功效 清热解毒、宣肺止咳。

配方 4

配方 北沙参 30 克，白茅根 30 克，黄芩 20 克，射干 20 克。

用法 将上述药物加适量清水浸泡 20 分钟，再煎煮 15 分钟，去渣取汁，与 2000 毫升开水同入泡脚盆内，先熏足，后泡洗双足，每天熏泡 1 次，每次 40 分钟。

功效 清热生津、泻火解毒。

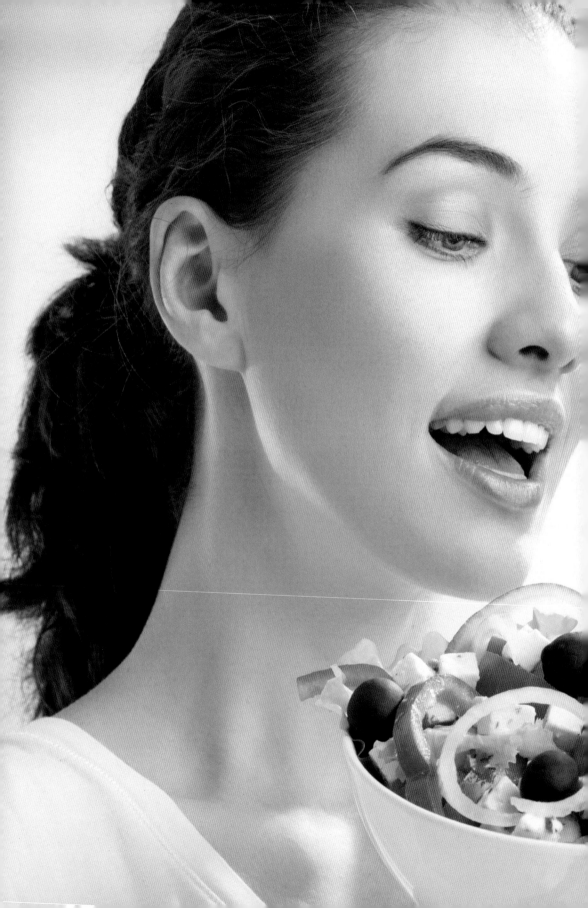

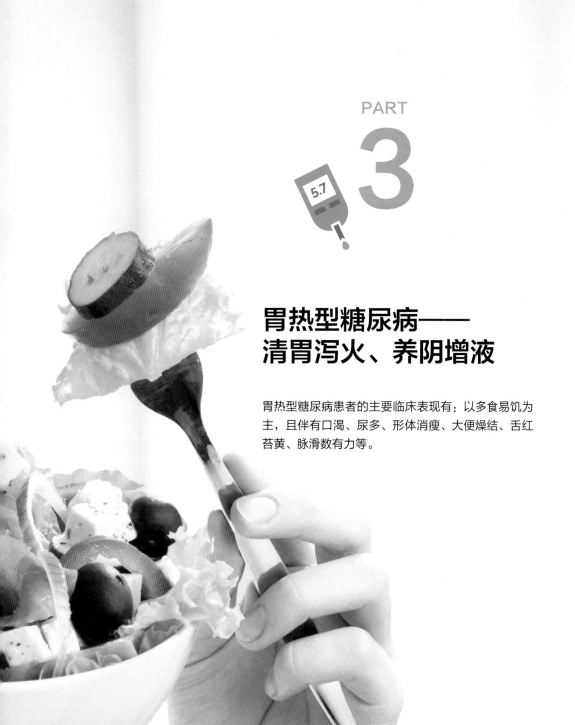

5.7

胃热型糖尿病——
清胃泻火、养阴增液

胃热型糖尿病患者的主要临床表现有：以多食易饥为主，且伴有口渴、尿多、形体消瘦、大便燥结、舌红苔黄、脉滑数有力等。

认识胃热型糖尿病

医案

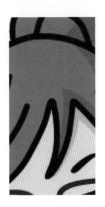

● 李某某，男，50岁

● 职业：商人

● 就诊时间：2016年8月

多食易饥半年。伴口干口苦，体重明显下降，大便干结，小便黄热。舌质红，苔黄，脉数。患者素来体胖，平时喜食辛辣油炸食物，还有多年吸烟史。查空腹血糖20.3 mmol/L，尿酮++。诊断：2型糖尿病。

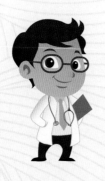

汪教授解析

患者素来体胖，易生湿热，加之嗜食辛辣煎炸之品，并吸烟多年，引致郁热内蕴于胃，胃火炽盛，耗伤津液，肌肉失养，因此出现多食易饥、口干苦、体重下降、大便秘结、小便黄热等症。治疗应以清胃泻火、养阴生津为法。

居家调养

①多饮水

常言道水火不容，可见水对火是有克制作用的。当确诊为胃热型糖尿病时，可以多饮水，饮水不但能够解决胃热的问题，还能解决其他很多问题，例如饮用白开水能促进排汗，缓解口干症状。

②保证睡眠质量

研究表明，长期睡眠不足可引发一系列负性生理改变，如交感神经兴奋、应激系统启动，体内皮质醇、肾上腺素等"升糖激素"分泌增加，还会引起胰岛素抵抗，使血糖升高。充足、高质量的睡眠能保证人体各脏腑器官得到充分休息，进而保证机体的正常运转，对慢性疾病的控制和恢复非常有益。

③多进食清热食材

胃热型糖尿病患者宜多进食降胃火的食物，例如绿豆粥就能帮我们降胃火，但身体虚寒者不宜多食。此外，宜多进食黄瓜、豆腐、冬瓜、丝瓜等滋阴降火类食材。

④忌辛辣食物

对于胃热型糖尿病患者，辛辣刺激性的食物须避免食用，以防加重病情。除此之外，酗酒、吸烟也会助火生热，使得胃火旺盛，患者应尽早戒烟戒酒。

适合的运动方案

1 两手托天理三焦

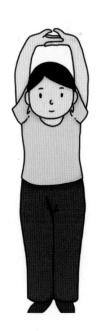

两脚平行开立，与肩同宽。两臂分别自左右身侧徐徐向上高举过头，十指交叉，翻转掌心极力向上托，使两臂充分伸展。同时缓缓抬头上观，要有擎天柱地的神态，此时缓缓吸气。翻转掌心朝下，在身前正落至胸高时，随落随翻转掌心再朝上，微低头，眼随手运，同时配以缓缓呼气。如此两掌上托下落，练习 4 ~ 8 次为一组，每天早中晚各完成一组。

2 半月式

①直起身体站在垫子上，两脚并拢，双手在前方合十并高举过头顶。

②上半身往右侧弯下，右腰放松，双肩尽量向外打开，慢慢感受左侧腰际的伸展感后，再进行另一侧的练习。伸展时要量力而为，才不会造成腰部与腿部受伤。

③深吸一口气，呼吸的过程中，上半身慢慢向后仰，缓缓带动两手往后伸展，维持姿势 10 秒。

④让身体缓缓回到正中，腿部挺直，身体向前俯，两手掌贴向地面，尽量让腹部贴近大腿处。

3 静默养生

①选择一个安静的环境，坐在一个舒适的位置上，使自己产生一种即将入睡的意向，但不要躺下。

②闭上双眼，使自己安静下来。

③放松全身肌肉，从足部开始向上直到面部。

④用鼻子进行有意识的呼吸，呼吸时默念"1"，即吸气—呼气，读"1"，以防止思想分散。呼吸时要自然放松，保持一定的节律。

⑤持续 10 ~ 20 分钟后，睁开眼睛看一下时间，切不可使用闹钟或其他提醒装置。完成动作后，再闭目静坐几分钟。

此练习每天 1 ~ 2 次，时间的选择取决于个人的生活习惯。需要注意的是，此练习不宜在饭后 2 小时内进行，因为消化过程不适合静坐。

4 敲打足阳明胃经

将指甲剪平，用 10 个手指肚敲击面部胃经的循行区域。两手掌搓热，分别置于两侧颈部后方，由后向前拉动，摩擦颈部皮肤。手握半空拳，敲打胸部乳头上下到心窝，两个拳头相对敲，这正好是胃经的循行位置。手握半空拳，以小指掌指关节由上至下轻敲腿部胃经的循行路径 3 ~ 5 遍，痛点处敲揉 5 分钟，每天早中晚各完成一次。

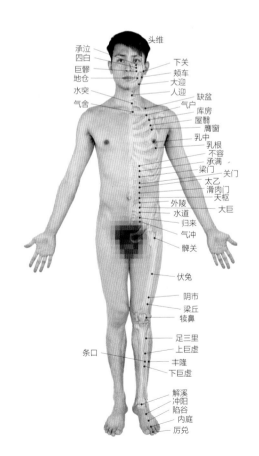

饮食调理

食疗

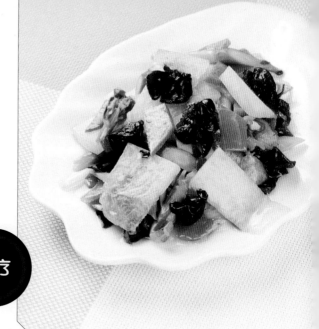

芥蓝炒冬瓜

材料： 芥蓝 80 克，冬瓜 100 克，胡萝卜 40 克，木耳 35 克，姜片、蒜末、葱段各少许。

调料： 盐 4 克，鸡粉 2 克，料酒 4 毫升，水淀粉、食用油各适量。

热量表	
总热量	55.8 千卡
碳水化合物	10.9 克
蛋白质	3.7 克
脂肪	0.7 克

做法：

①洗净食材，胡萝卜去皮切片，木耳、冬瓜切片，芥蓝切成段。

②锅中注水烧开，放入胡萝卜、木耳煮半分钟，倒入芥蓝搅匀，再放入冬瓜，煮 1 分钟捞出。

③用油起锅，放入姜片、蒜末、葱段爆香，倒入焯好的食材翻炒均匀，放入适量盐、鸡粉，淋入料酒炒匀，加水淀粉快速炒匀即可。

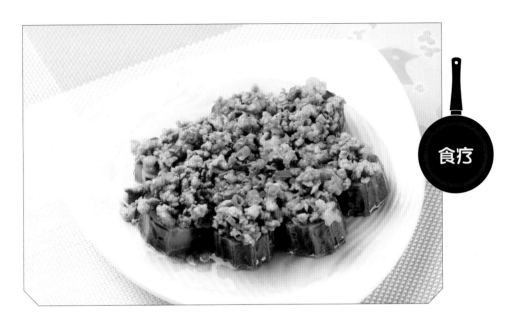

食疗

肉末蒸丝瓜

材料： 肉末 80 克，丝瓜 150 克，
葱花少许。

调料： 盐、鸡粉、老抽各少许，生
抽、料酒各 2 毫升，水淀粉、
食用油各适量。

热量表	
总热量	496.6 千卡
碳水化合物	6.3 克
蛋白质	7.9 克
脂肪	48.7 克

做法：

①将洗净去皮的丝瓜切小段。

②用油起锅，倒入肉末，翻炒至肉质变色，淋少许料酒炒香、炒透。再倒
入少许生抽、老抽，炒匀上色，加入鸡粉、盐炒匀，倒水淀粉炒匀，制
成酱料盛出。

③取一个蒸盘，摆放好丝瓜段，再铺匀酱料，放入蒸锅，用大火蒸约 5 分
钟至食材熟透。

④取出撒上葱花，浇上热油即成。

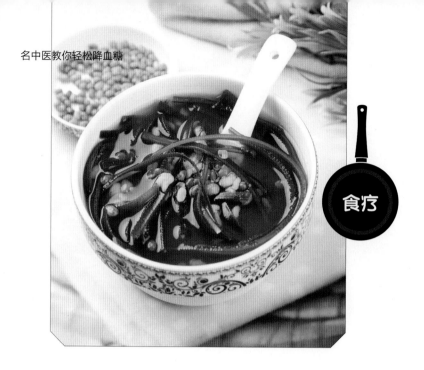

食疗

家常海带绿豆汤

材料： 海带丝 70 克，绿豆 50 克。

热量表	
总热量	209.6 千卡
碳水化合物	38.9 克
蛋白质	11.6 克
脂肪	0.5 克

做法：

①砂锅中注入适量清水烧开，倒入洗净的绿豆。

②盖上盖，烧开后用小火煮约 50 分钟，至食材变软。

③揭盖，倒入备好的海带丝，拌匀搅散。

④再盖上盖，用中小火煮约 20 分钟，至食材熟透。

⑤盛出煮好的绿豆汤，装在碗中即成。

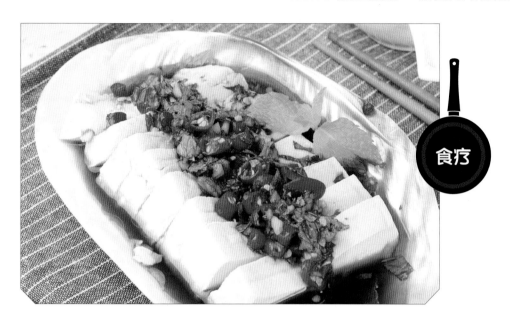

食疗

薄荷拌豆腐

材料: 豆腐 150 克, 薄荷叶 30 克,
朝天椒 15 克, 蒜末 20 克。

调料: 盐 2 克, 鸡粉 2 克, 生抽 5
毫升, 芝麻油 3 毫升, 红油
3 毫升, 花椒油 2 毫升。

热量表	
总热量	158.5 千卡
碳水化合物	10.8 克
蛋白质	19.2 克
脂肪	6.3 克

做法:

①取适量薄荷叶, 细细切碎; 把洗净的朝天椒切成圈; 将剩余的薄荷叶铺
入盘中, 待用。

②将朝天椒、蒜末、薄荷叶碎装入碗中, 加入盐、鸡粉、生抽、芝麻油、红油、
花椒油, 拌匀。

③锅中注入清水烧开, 倒入豆腐, 搅拌片刻汆煮去豆腥味, 捞出, 沥干水分。

④汆煮好的豆腐对半切开, 切成小块, 摆入盘中, 将调好的味汁浇在豆腐
上即可。

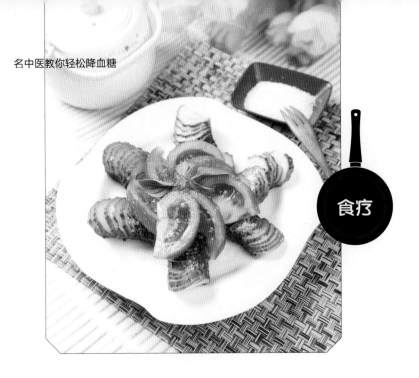

食疗

茄汁黄瓜

材料: 黄瓜 120 克, 西红柿 220 克。

热量表	
总热量	62.7 千卡
碳水化合物	11.1 克
蛋白质	3.1 克
脂肪	0.7 克

做法:

①在洗净的西红柿表皮划上十字刀。

②锅中注入清水烧开, 放入西红柿, 稍用水烫一下, 将西红柿捞出, 装入盘中, 剥去西红柿的表皮, 待用。

③将黄瓜放在砧板上, 旁边放置一支筷子, 切片但不完全切断, 用手稍压一下, 使其切片呈散开状。

④将切好的黄瓜摆放在盘子中备用。

⑤将西红柿切成瓣, 摆放在黄瓜上面即可。

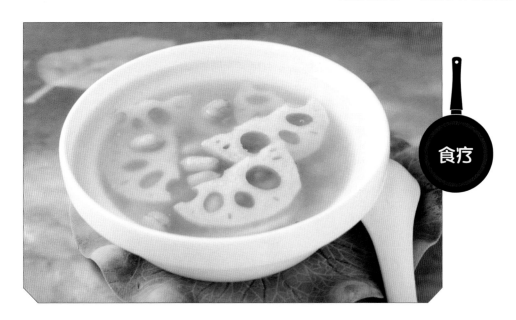

食疗

绿豆莲藕炖瘦肉

材料：绿豆 50 克，瘦肉 100 克，
莲藕 100 克。

调料：盐少许。

热量表	
总热量	380.6 千卡
碳水化合物	46.6 克
蛋白质	33.3 克
脂肪	6.8 克

做法：

①绿豆淘净，加清水浸泡 2 小时。

②瘦肉洗净后切成块，莲藕刮洗干净后切成片。

③把绿豆、莲藕、瘦肉放入锅内，加适量清水，大火煮沸后改成小火煲 2 小时。

④加适量盐调味即可食用。

中医理疗

拔罐疗法

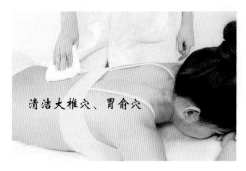

清洁大椎穴、胃俞穴

拔大椎穴

1 用热毛巾擦拭清洁大椎穴、胃俞穴。

2 右手持罐，左手将点燃的棉球伸入罐内旋转一圈马上抽出，将火罐扣在大椎穴上，留罐 10 分钟后取下。

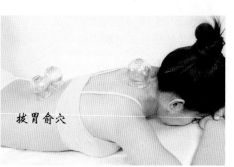

拔胃俞穴

3 用同样的方法将火罐扣在胃俞穴上，留罐 10 分钟。

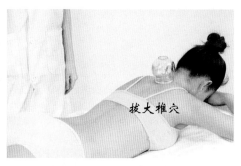

● 大椎穴

● 胃俞穴

拔罐注意

留罐时间到后不要强行将火罐扯下来，也不要硬拉和转动，正确的取罐方法是一手将罐向一面倾斜，另一手按压皮肤，使空气经缝隙进入罐内，罐子自然就会与皮肤脱开。

刮痧疗法

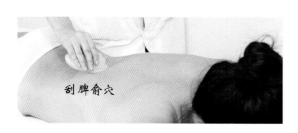

刮脾俞穴

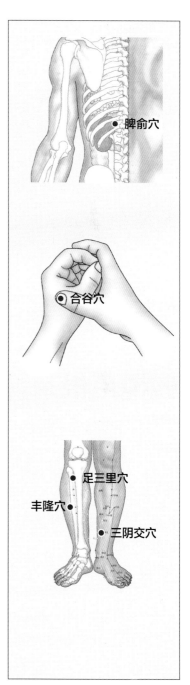

脾俞穴

合谷穴

足三里穴

丰隆穴

三阴交穴

1 找到脾俞穴，涂上经络油，以刮痧板的厚棱角边为着力点或厚棱角面侧为着力点着力于脾俞穴，并吸附在皮肤表面不移动，但带动皮肤下面的组织搓揉活动，施以旋转回环的连续刮拭动作 30 次，以出痧为度。

2 找到合谷穴，涂上经络油，让刮痧板的棱角接触合谷穴，并与皮肤成 45° 角，自上而下刮拭 30 次，刮至皮肤发红。

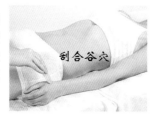

刮合谷穴

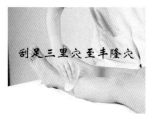

刮足三里穴至丰隆穴

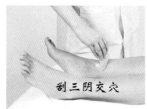

刮三阴交穴

3 找到足三里穴、丰隆穴，涂抹适量经络油，用面刮法刮足三里穴至丰隆穴，由上至下手法连贯刮拭 30 次，可不出痧。

4 找到三阴交穴，涂抹适量经络油，让刮痧板的棱角接触三阴交穴并与皮肤成 90° 角，自上而下刮 30 次至皮肤发红，力度由轻至重。

中草药茶饮

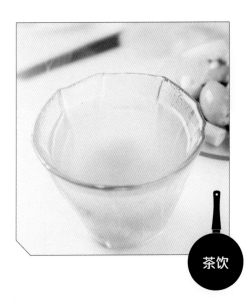

茶饮

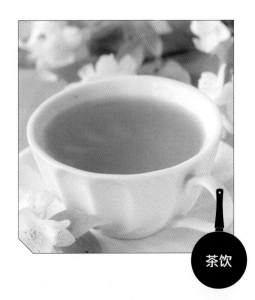

茶饮

橄榄芦根茶

材料：青橄榄40克，芦根15克。

做法：

①砂锅中注入适量清水烧开，倒入洗净的芦根。

②盖上盖，用中火煮约20分钟，至药材析出有效成分。

③揭盖，捞出药材，再放入洗净的青橄榄。

④转大火煮约3分钟，至橄榄变软，关火后盛出煮好的芦根茶，装在杯中即可。

金银花玫瑰陈皮茶

材料：金银花8克，玫瑰花、陈皮各4克，甘草1片。

做法：

①将金银花、玫瑰花、陈皮、甘草一起放入壶中，倒入适量开水刚好没过茶材。

②轻轻摇晃茶壶，将第一泡茶水倒出，再倒入300～500毫升开水。

③盖上盖子，焖10分钟后即可饮用。

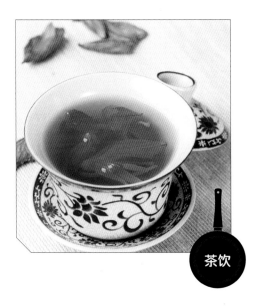

茶饮

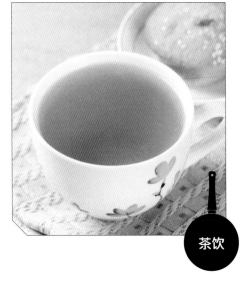

茶饮

百合花香茶

材料：百合花 15 克。

做法：

①取一碗，放入百合花，注入适量清水，清洗片刻，捞出沥干。

②将水壶放在电解养生壶座上，倒入适量清水，倒入百合花，拌匀。

③盖上壶盖，按"开关"键通电，再按"功能"键，选定"泡茶"功能，煮约 15 分钟至有效成分析出。

④按"开关"键断电，取下壶体，将煮好的茶倒入茶杯中，待凉即可饮用。

灵芝玉竹麦冬茶

材料：灵芝 5 克，玉竹 6 克，麦冬 4 克，蜂蜜适量。

做法：

①砂锅中注入适量清水烧开，倒入灵芝、玉竹、麦冬，拌匀。

②盖上盖，烧开后用小火煮约 20 分钟，至药材析出有效成分。

③关火后揭开盖，盛出茶水，滤入杯中。

④待茶水稍凉，加入少许蜂蜜调匀即可。

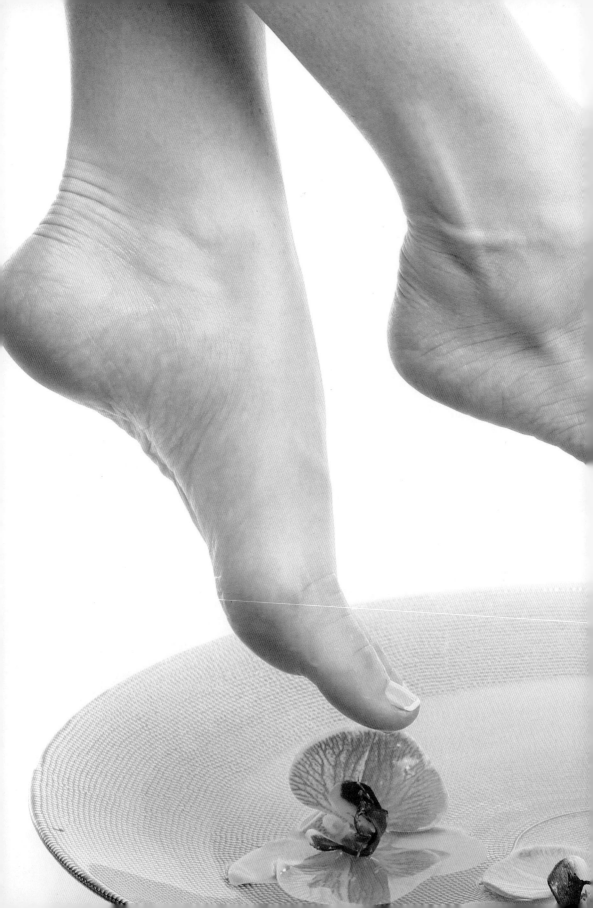

足浴疗法

配方 金银花、连翘、黄芩、黄连各 15 克，大黄 10 克。

用法 将上述药材加适量清水，浸泡 20 分钟，煎煮 15 分钟，取药液与 1500 毫升开水同入盆中，趁热熏蒸双足，待温度适宜时泡洗双脚，每天 2 次，每次 40 分钟。

功效 清热解毒、燥湿止痒。

配方 黄芩、花粉、葛根、生地各 9 克，当归 6 克，薄荷 2 克。

用法 将上述药材（除薄荷外）加适量清水，煎煮 30 分钟，去渣取汁，与 2000 毫升开水、薄荷一起倒入盆内，先熏蒸双脚，待温度适宜时泡洗双脚，每天 1 次，每次熏泡 40 分钟。

功效 清泻胃火、凉血活血。

配方 马齿苋、金银花、绵茵陈、黄连各 15 克，栀子、苍术各 10 克。

用法 将上述药材加适量清水，浸泡 20 分钟，再煎煮 20 分钟，取药液与 1500 毫升开水同入盆中，趁热熏蒸双脚，待温度适宜时泡洗双脚，每天 2 次，每次 40 分钟。

功效 清热泻火、燥湿活血。

配方 石膏 20 克，黄连、芦根、栀子各 15 克，红花、桃仁各 10 克。

用法 将上述药材加适量清水，浸泡 20 分钟，再煎煮 20 分钟，取药液与 2000 毫升开水同入盆中，趁热熏蒸双脚，待温度适宜时泡洗双脚，每天 1 次，每次 40 分钟。

功效 清热泻火、除烦止渴。

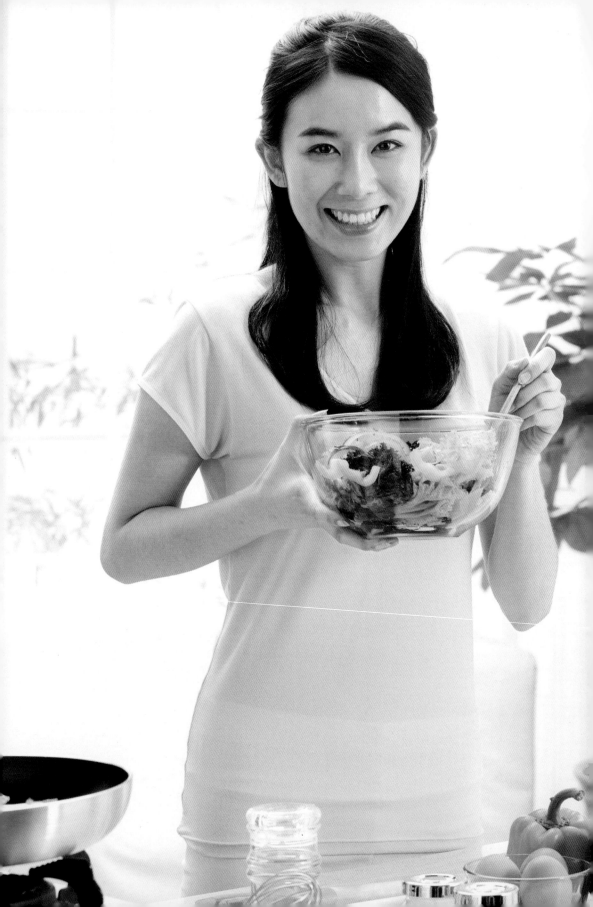

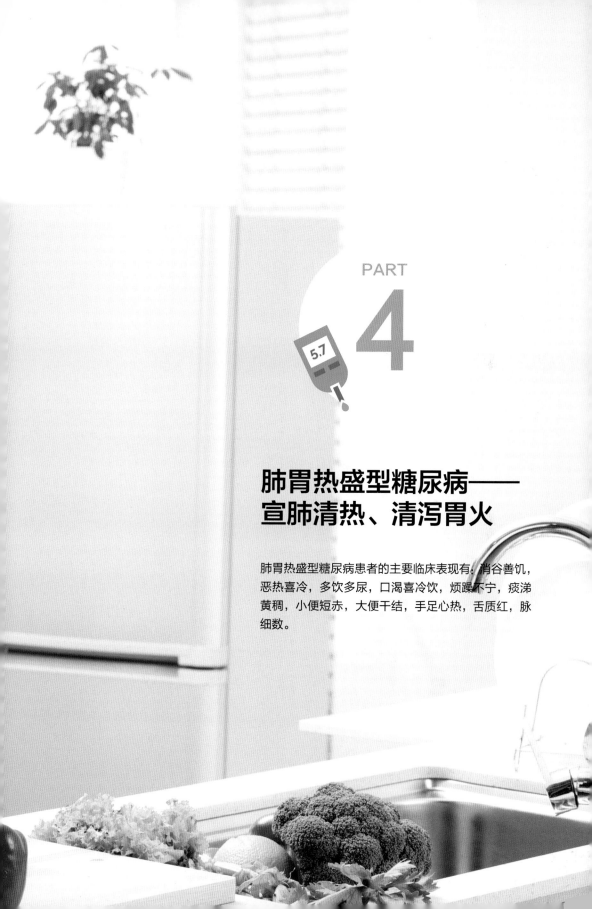

PART

4

肺胃热盛型糖尿病——
宣肺清热、清泻胃火

肺胃热盛型糖尿病患者的主要临床表现有：消谷善饥，恶热喜冷，多饮多尿，口渴喜冷饮，烦躁不宁，痰涕黄稠，小便短赤，大便干结，手足心热，舌质红，脉细数。

认识肺胃热盛型糖尿病

医案

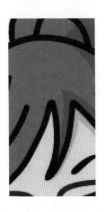

● 陈某某，男，40岁

● 职业：工人

● 就诊日期：2018年6月

　　口干多饮，易饥，消瘦3月余。伴心慌、怕热、汗多，易烦躁，手颤抖，喜冷饮，大便干，小便黄，3月余体重下降10千克。舌红而干，苔薄黄，脉弦数。有多年吸烟饮酒嗜好，且喜食肥甘厚味食物。工作为户外作业。查空腹血糖16 mmol/L，尿糖3+，甲状腺功能检查：T3：9.5 nmol/L；T4：240 nmol/L；TSH：0.01 uIU/L。诊断：1.2型糖尿病；2.甲亢。

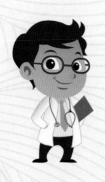

汪教授解析

　　长期吸烟饮酒，过食肥甘厚味，其热郁于胃，火积于肺，加之在户外工作，感受暑热之邪，聚而发于肺胃，灼伤肺胃阴液，销铄肌肉，并上灼心阴。见其大渴、易饥、怕热、心慌、舌干红、苔黄、脉弦数等肺胃热盛之重症，治疗应以清热泻火为法。

居家调养

①环境起居调摄

夏应避暑，不要在高温、烈日暴晒下工作，以免感染外界热邪。闲暇时，多去河边、山林游玩，以自然之气补养人体阴阳。居所应温馨安静，劳逸结合，不过分疲劳，不做剧烈的运动。养成早睡早起的习惯，不要熬夜。

②精神调适

《黄帝内经》有"恬淡虚无""精神内守"之说法，这有助于养成冷静沉着的性格。对非原则性问题，少与人争，少参加争胜负的文娱活动。对于脑力劳动者，应该尽量避免长时间剧烈的思维活动，适当休息。

③饮食调理

注意饮食寒热温凉的搭配，凉性食物如百合、银耳、菠菜、茼蒿等可适量进食，沙参粥、百合粥、枸杞粥、桑葚粥、山药粥等可补气养阴，生津去火。对于葱、姜、蒜、辣椒、胡椒、花椒、白酒等辛辣燥烈食物，应尽量避免或少吃。

适合的运动方案

1 游泳

　　游泳不仅可以降低血糖，还能增强全身的综合素质，适合大多数糖尿病患者。长期从事游泳锻炼，能使心脏体积呈现明显的运动性增大，收缩更加有力，血管壁增厚，弹性加大，而且在调节人体机能、增强人体免疫力、促进新陈代谢、强壮筋骨等方面都胜过药物作用。对于肺胃热盛型糖尿病患者来说，游泳对糖尿病的防治有很多的帮助和益处。

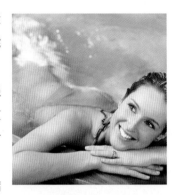

　　游泳消耗的能量是走路的 2 ~ 9 倍，所以糖尿病患者在游泳时要注意运动量不要太大，以防引起低血糖。为了避免发生低血糖，可在运动前后监测血糖。糖尿病患者去游泳时，一定要随身携带糖尿病卡片和糖块或者饼干，这样即使发生低血糖反应，也能及时得到救治。

2 原地高抬腿跑

　　①身体直立，双脚分立与肩同宽，双手在身体两侧弯曲，这是预备动作。

　　②将右膝快速抬起至腰部高度，左臂向前摆动，右臂向后摆动。

　　③在右脚落下的同时，将左膝快速抬起至腰部高度，右臂向前摆动，左臂向后摆动。

　　④双腿快速交替重复动作，量力而行，达到身体微微出汗的程度即可。

　　上述动作早中晚各进行 3 次，每次以 5 分钟为宜，运动效果以微微出汗、口喘粗气为标准，这样才能加快血液循环，将体内的废物、热毒通过汗液和呼吸排出。

3 梳头发

中医古书《太素经》说："栉头理发，欲得多过，疏通气血，散行风湿也。"梳头发就是根据古人的养生经验而发明的一种养生方法。

①将两手的手指弯曲成钩状，用五指指甲从下往上往后梳。

②两手先梳头顶部，再梳头角部，最后梳后侧头部，共梳 30 次。

③然后双掌抚摩头皮 20 次，或用指尖不轻不重接触头皮，由前向后、向左、向右梳上百次。

4 走鹅卵石

人体各个器官在足部都有相应的反射区，足部有 60 多个穴位，因此又被称为人体的"第二心脏"。走鹅卵石，有目的地刺激相应的反射区，能够调节神经反射、改善血液循环、调节内分泌，改善人体各部位器官组织的运转，增强免疫功能，提高对疾病的抵抗力和自我康复能力，具有防病治病、养生保健的功效。

需要注意的是，糖尿病人的脚是最需要保护的，由于它们对外界刺激不敏感，很多时候损伤了也不知道，又由于愈合能力降低，易造成伤口感染、溃烂。因此，糖尿病人在走鹅卵石时，要穿上棉布袜子和宽松软底鞋，不能光脚走。

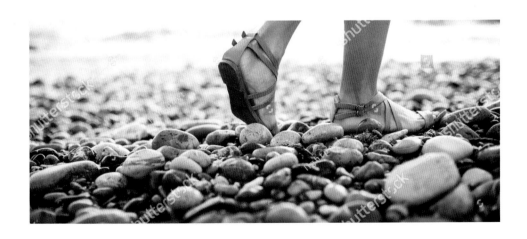

饮食调理

食疗

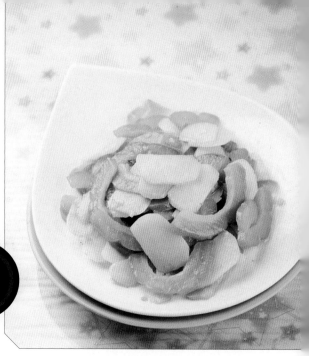

苦瓜炒马蹄

材料: 苦瓜 120 克,马蹄肉 100 克,蒜末、葱花各少许。

调料: 盐 3 克,鸡粉 2 克,白糖 3 克,水淀粉、食用油各适量。

热量表	
总热量	87.8 千卡
碳水化合物	20.1 克
蛋白质	2.4 克
脂肪	0.3 克

做法:

① 洗净食材,马蹄肉切薄片。苦瓜去瓜瓤,切片,加盐搅拌至其肉质变软,腌渍 20 分钟。

② 锅中注水烧开,倒入苦瓜煮约 1 分钟至其断生,捞出沥干。

③ 用油起锅,加入蒜末爆香,放入马蹄肉,翻炒几下,再倒入苦瓜,快速炒至食材断生。

④ 加入盐、鸡粉、白糖炒匀调味,再淋上适量水淀粉,翻炒至食材入味,撒上葱花即可。

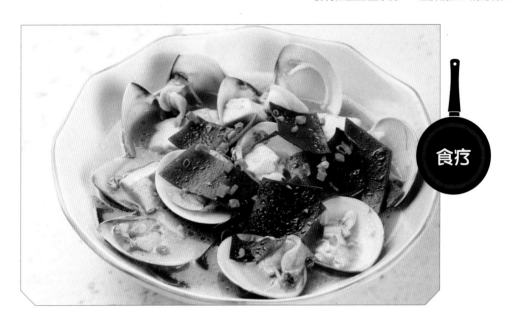

蛤蜊豆腐炖海带

材料： 蛤蜊 300 克，豆腐 200 克，水发海带 100 克，姜片、蒜末、葱花各少许。

调料： 盐 3 克，芝麻油、食用油各适量。

热量表	
总热量	417 千卡
碳水化合物	28.6 克
蛋白质	58.6 克
脂肪	8.1 克

做法：

① 豆腐、海带洗净，均切小块，分别入开水中焯烫后捞出；蛤蜊洗净。

② 用油起锅，放入蒜末、姜片爆香，倒入豆腐块和海带，快速炒匀；注入适量清水煮沸，倒入蛤蜊煮至熟。

③ 加入少许盐调味，滴上少许芝麻油炒匀，盛出装盘，撒上葱花即成。

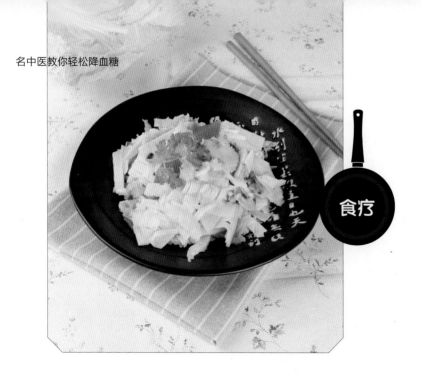

竹笋炒白菜

材料： 大白菜 150 克，竹笋 100 克，
去皮胡萝卜 30 克，虾皮 10
克，葱花、姜丝各 5 克。

调料： 盐、鸡粉各 2 克，料酒 5 毫
升，食用油适量。

热量表	
总热量	78.0 千卡
碳水化合物	8.4 克
蛋白质	9.2 克
脂肪	0.9 克

做法：

① 洗净的大白菜切条，洗好的竹笋切片，胡萝卜切片。

② 装有清水的微波炉专用容器中放入竹笋片，盖上容器盖，不扣紧，放入
微波炉，加热至断生，取出，沥干水分。

③ 取小碗，倒入料酒、虾皮、姜丝、葱花、食用油，搅匀成香料，封上保鲜膜，
放入微波炉，加热 2 分钟至香味浓郁，取出，撕开保鲜膜。

④ 笋片中放入胡萝卜片、白菜条，加入鸡粉、盐、香料，拌匀，封上保鲜膜，
放入微波炉，加热 3 分钟至熟即可。

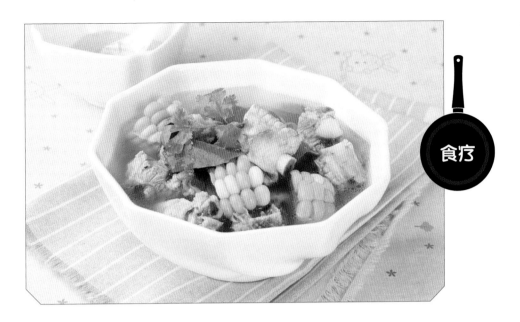

食疗

排骨玉米莲藕汤

材料： 排骨块 150 克，玉米 100 克，
莲藕 50 克，胡萝卜 50 克，
香菜、姜片、葱段各少许。
调料： 盐 2 克，鸡粉 2 克，胡椒粉
2 克。

热量表	
总热量	973.2 千卡
碳水化合物	80.7 克
蛋白质	45.1 克
脂肪	52.1 克

做法：

① 处理好的玉米切成小块，洗净去皮的胡萝卜切滚刀块，洗净去皮的莲藕
切成块。

② 锅中注入清水烧开，倒入排骨块，搅拌均匀，汆煮去除血水，捞出，沥
干水分。

③ 砂锅中注入清水烧热，倒入排骨块、莲藕、玉米、胡萝卜，再加入葱段、
姜片，拌匀煮至沸腾，转小火煮 2 小时至食材熟透。

④ 加入盐、鸡粉、胡椒粉调味，搅拌均匀，盛出装入碗中，放上香菜即可。

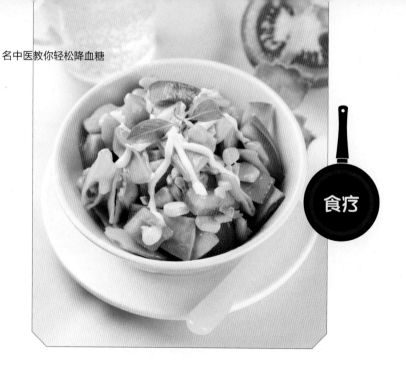

食疗

扁豆西红柿沙拉

材料： 扁豆 80 克，西红柿 70 克，
玉米粒 50 克。

调料： 白醋 5 毫升，橄榄油 9 毫升，
白胡椒粉 2 克，盐、沙拉酱
各少许。

热量表	
总热量	428.3 千卡
碳水化合物	77.6 克
蛋白质	24.6 克
脂肪	2.2 克

做法：

①洗净的扁豆切成块；洗净的西红柿切开，去蒂，再切成小块。

②锅中注入清水烧开，倒入扁豆，搅匀，煮至断生，将扁豆捞出，放入凉
开水中过凉，捞出，沥干水分。

③把玉米倒入开水中，煮至断生，捞出，放入凉开水中过凉，捞出，沥干
水分。

④将放凉后的食材装入碗中，倒入西红柿，加入盐、白胡椒粉、橄榄油、
白醋，搅匀调味，装入盘中，挤上沙拉酱即可。

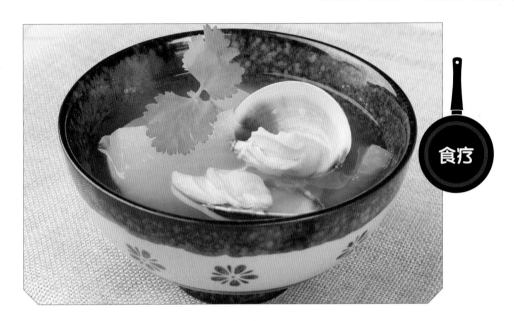

萝卜丝蛤蜊汤

材料: 蛤蜊200克,白萝卜100克,
枸杞10克。

调料: 食用油、盐、姜丝各少许。

热量表	
总热量	184.6 千卡
碳水化合物	15.5 克
蛋白质	28.1 克
脂肪	2.0 克

做法:

①蛤蜊浸泡洗净,枸杞泡发备用。

②白萝卜去皮,切成均匀的丝。

③锅中放油烧热,下入白萝卜丝翻炒。

④加水烧开,再下入蛤蜊、枸杞、姜丝,一同煮至熟后加盐调味即可出锅。

中医理疗

刮痧疗法

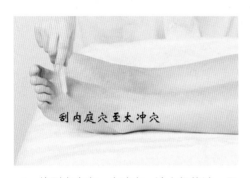

刮内庭穴至太冲穴

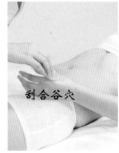

刮合谷穴

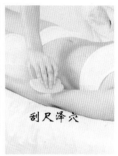

刮尺泽穴

1 找到内庭穴、太冲穴，涂上经络油，用刮痧板角部刮拭内庭穴至太冲穴，手法宜轻，重复 20 ～ 30 次。

2 找到合谷穴、尺泽穴，涂抹适量经络油，手握刮痧板，用刮痧板角部重刮患者合谷穴、尺泽穴各 30 次，至皮肤发红，皮下紫色痧斑、痧痕形成为止。

3 找到肺俞穴、胃俞穴，涂抹适量经络油，用面刮法刮拭肺俞穴至胃俞穴 30 次。手法宜轻，以出痧为度。

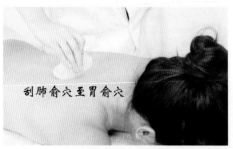

刮肺俞穴至胃俞穴

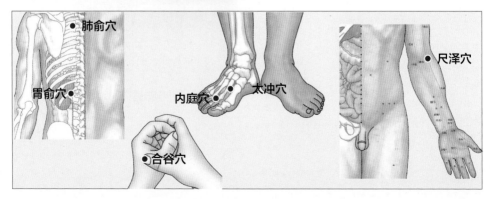

肺俞穴
胃俞穴
内庭穴
太冲穴
合谷穴
尺泽穴

拔罐疗法

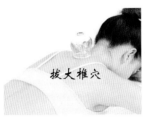

拔大椎穴

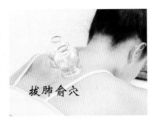

拔肺俞穴

1 用热毛巾清洁大椎穴，右手持罐，左手用止血钳夹住点燃的棉球伸入罐内旋转一圈马上抽出，将火罐扣在大椎穴上，留罐10分钟后取下。

2 用热毛巾擦拭清洁肺俞穴，操作方法同大椎穴，扣在肺俞穴上，留罐10分钟后取下。

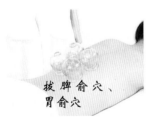

拔脾俞穴、胃俞穴

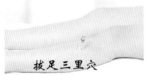

拔足三里穴

3 用热毛巾擦拭清洁脾俞穴、胃俞穴，操作方法同大椎穴，扣在脾俞穴、胃俞穴上，留罐10分钟后取下。

4 用热毛巾擦拭清洁足三里穴，用拔罐器将气罐拔取在足三里穴上，15分钟后将罐取下。

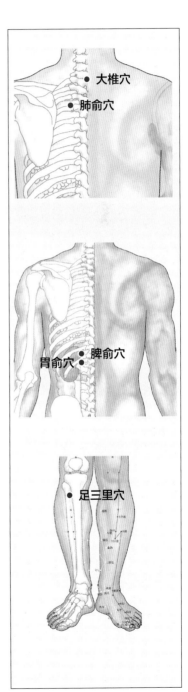

大椎穴
肺俞穴

胃俞穴
脾俞穴

足三里穴

中草药茶饮

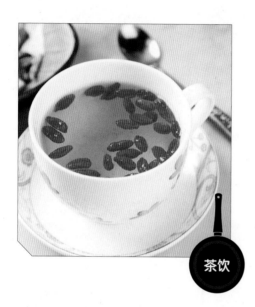

茶饮

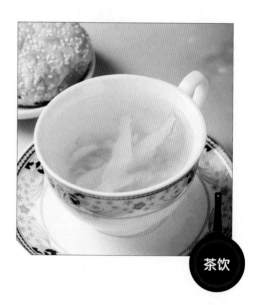

茶饮

石斛枸杞茶

材料：枸杞5克，石斛3克。

做法：

①砂锅中注入适量清水，用大火烧开，倒入备好的石斛，搅匀。

②盖上锅盖，用中火煮20分钟至其析出有效成分。

③关火后揭开锅盖，捞出石斛，将枸杞装入杯中，盛入煮好的药汁，浸泡片刻即可。

玉竹西洋参茶

材料：玉竹10克，西洋参3克。

做法：

①砂锅中注入适量清水烧开，倒入备好的玉竹。

②盖上盖，用中火煮约10分钟至药材析出有效成分。

③揭盖，转小火保温，待用。

④取一个茶杯，放入西洋参，再盛入砂锅中的汤汁，泡一会儿，即可饮用。

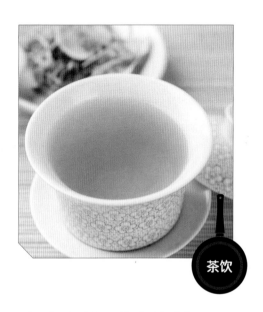

茶饮

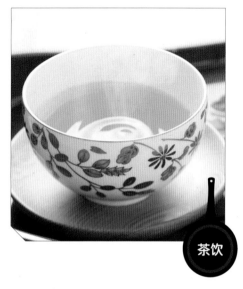

茶饮

金银花连翘茶

材料: 金银花6克,甘草、连翘各少许。

做法:

① 砂锅中注入适量清水烧热,倒入备好的金银花、甘草、连翘。

② 盖上盖,烧开后用小火煮约15分钟至其析出有效成分。

③ 揭盖,搅拌均匀,关火后盛出药茶,滤入茶杯中即可。

金银薄荷茶

材料: 金银花、薄荷、淡竹叶、决明子、菊花各2克。

做法:

① 往杯中倒入开水,温杯后弃水不用。

② 将金银花、薄荷、淡竹叶、决明子、菊花一起放入杯中,倒入适量开水刚好没过茶材。

③ 轻轻摇晃茶杯,将第一泡茶水倒出,再倒入适量开水,泡5分钟后即可饮用。

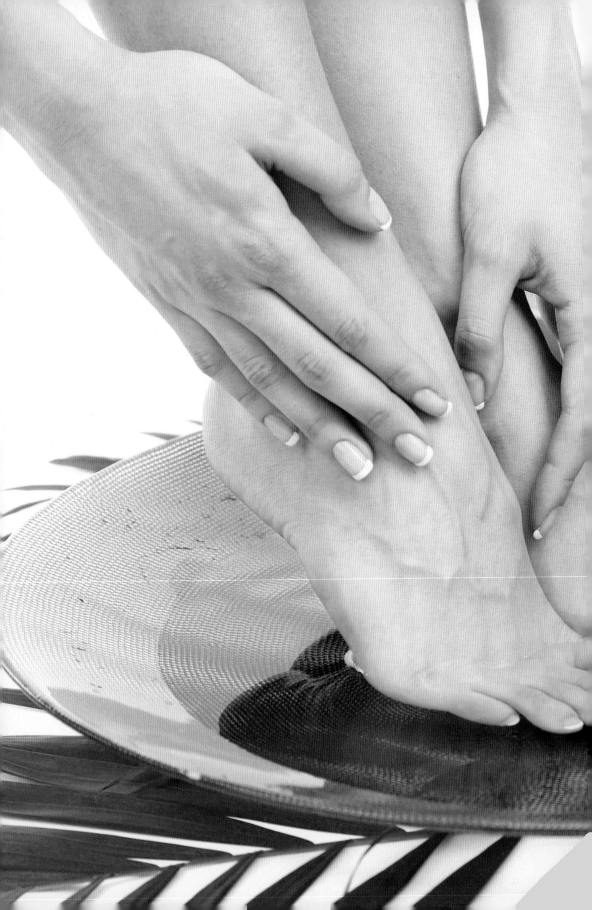

足浴疗法

配方 生石膏30克，生地黄12克，牡丹皮、黄连、甘草各10克。

用法 将上述药材加适量清水，浸泡20分钟，再上火煎煮20分钟，取药液与1500毫升开水同入泡脚盆内，趁热熏蒸双脚，待温度适宜时泡洗双脚，每天2次，每次40分钟。

功效 清热解毒、泻火止痛。

配方 菊花、牡丹花、生地黄、夏枯草各15克，丹参30克。

用法 将上述药材加适量清水，煎沸15分钟，取药液与2000毫升开水同入泡脚盆内，趁热熏蒸双脚，待温度适宜时，浸泡双脚，每天2次，每次30分钟。

功效 清热滋阴、宣肺泻火。

配方 葛根30克，黄连、菊花、夏枯草各15克，天花粉、玄参各10克。

用法 将上述药材加适量清水，煎沸15分钟，取药液与2000毫升开水同入泡脚盆内，趁热熏蒸双脚，待温度适宜时浸泡双脚，每天2次，每次30分钟。

功效 清热泻火、生津止渴。

配方 石膏50克，北沙参30克，玄参、鱼腥草、白茅根、薄荷叶各20克。

用法 将上述药材（除薄荷外）加适量清水，煎沸20分钟，取药液与2000毫升开水同入泡脚盆，加入薄荷叶，浸泡1分钟后，趁热熏蒸双脚，待温度适宜时浸泡双脚，每天2次，每次30分钟。

功效 清热润肺、解毒消炎。

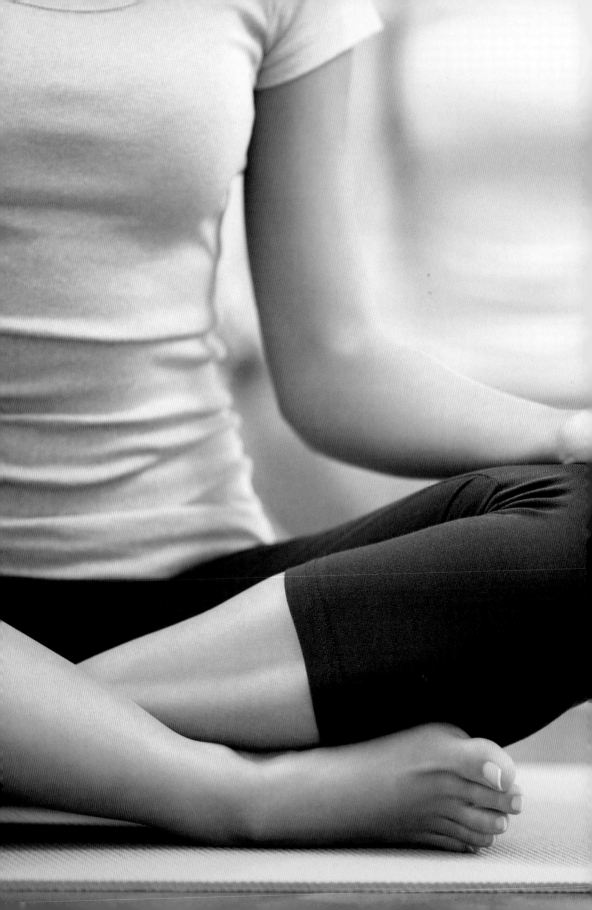

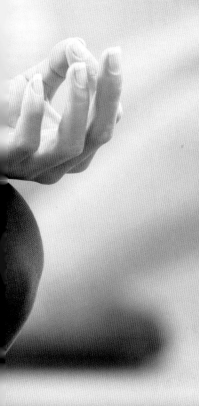

肝肾阴虚型糖尿病——
滋阴补肾、润燥止渴

肝肾阴虚型糖尿病患者的主要临床表现有：以尿频量多为主，并伴有尿浊如脂膏，或尿有甜味，腰膝酸软，乏力，头晕，耳鸣，口唇干燥，大便干结，皮肤瘙痒，舌红、少苔，脉数等。

认识肝肾阴虚型糖尿病

医案

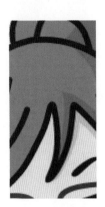

● 余某某，女，60岁

● 职业：工人

● 就诊时间：2017年2月

　　患2型糖尿病5年余。平素有口干多饮、疲倦乏力症状，近2月余感觉尿频，尿液浑浊多泡，腰酸腿软，视物昏蒙，心烦易躁，舌红、少苔，脉细数。

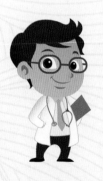

汪教授解析

　　患者消渴日久，郁热伤及肝肾，导致肝肾阴虚。肾虚则失其固摄，见尿频、尿浊；肝阴不足，目失所养，见视物昏蒙。肝肾阴虚是消渴病日久的常见证型，治疗应以滋补肝肾为法。

居家调养

①镇静安神

肝肾阴虚型糖尿病患者居家调养首先要做到镇静安神。中医认为，静能生水，静能生阴。"神"的活动要消耗物质，是典型的阳动的过程，"神"的动静越大，消耗的阴液就越多，"心如平原奔马，易纵而难收"，神是很难安静下来的。但凡活着的人，都有欲望，即使晚上睡觉也还会做梦。所以患者要采取措施，让自己安定下来。

②生活工作，有条不紊

肝肾阴虚型糖尿病患者不适合夏练三伏，冬练三九，因为在三伏、三九天，患者不宜出大汗。三伏天出大汗则伤阴气，消耗体力，令人明显疲乏，导致糖尿病症状加重；三九天出大汗扰阳气，不利封藏，令人开春虚火上升。妥善安排工作，使之有条不紊，这对患者的养生保健非常重要，否则患者会因着急上火、焦虑不安而伤阴，形成一种恶性循环。

③多吃水果，不吃辛辣

中医认为，酸甘可化阴，甘寒可清热，适合肝肾阴虚型糖尿病患者的水果有苹果、石榴、梨、猕猴桃、柚子、李子等。温燥、辛辣、香浓的食物都伤阴，如花椒、茴香、桂皮、辣椒、姜蒜、韭菜等。

适合的运动方案

1 叩齿吞津

①叩齿

早晨醒来后，先不说话，心静神凝，摒弃杂念，全身放松，口唇微闭，心神合一，闭目，然后使上下牙齿有节奏地互相叩击，铿锵有声，次数不限。刚开始锻炼时，可轻叩 20 次左右，随着锻炼的不断进展，可逐渐增加叩齿的次数和力度，一般以 36 次为佳。此为完成一次叩齿。

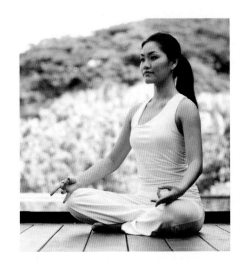

②吞津

从传统中医养生之道来看，叩齿结束，要辅以"赤龙搅天池"，即叩齿后，用舌在口腔内贴着上下牙床、牙面搅动，用力要柔和自然，先上后下，先内后外，搅动 36 次，可按摩齿龈，改善局部血液循环，加速牙龈部的营养供血。当感觉有津液（唾液）产生时，不要咽下，继续搅动，待唾液渐渐增多后，以舌抵上腭部以聚集唾液，鼓腮用唾液含漱（鼓漱）数次，最后分三次徐徐咽下（咽津）。

③时间及次数

以上为完整的一次"叩齿吞津保健法"，也可一天在早、中、晚各叩齿 10 次，多做更佳。

④功效

叩齿吞津不仅可以锻炼牙齿的坚固性，改善口腔周围的神经，促进血液循环，而且不断产生的新鲜津液还可以帮助改善口腔的卫生环境，调动人体的消化系统，强壮五脏六腑，滋阴补肾。

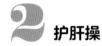 护肝操

①两脚分开至两倍肩宽，膝盖略微弯曲，全身放松，两臂在身前顺时针轮转 4 ~ 8 次，然后逆时针轮转 4 ~ 8 次。两手轮转运动幅度越大越好，但需动作轻柔，不要用蛮劲。

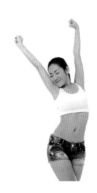

②两脚分开至与肩同宽，膝胯略微弯曲，肩腰等关节放松，悠缓自然地扭腰晃胯。要做到上体放松，重心下移，将紧张点移到两脚上，呼吸自然，肩膀晃动，不拘姿势，但宜轻柔，富于节奏。

③两脚分开至与肩同宽，腰部放松，两臂像儿童玩耍的摇鼓软槌，轮击肩背等处，动作要有节奏。

④自然站立，两手手指交叉，掌心朝上，上举过头成托天状。两臂上伸时，同时提起脚跟，并用鼻轻轻匀缓地吸气，然后两臂放松，肘、肩自然微屈，同时脚跟下落。如此若干次，均用鼻缓缓地呼气、吸气。

3 床上健身操

①仰卧在床上，两臂前举，前胸、头和上身尽量抬起，同时两腿伸直，高高翘起 5 ~ 10 秒，每日 2 次，每次 10 下。

②俯卧在床上，两臂屈曲放在体侧，然后两臂用力撑起，抬头眼向前看，胸腹尽量向前挺 5 ~ 10 秒，每日 2 次，每次 10 下。

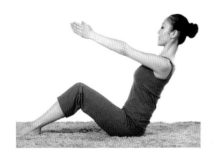 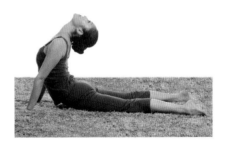

饮食调理

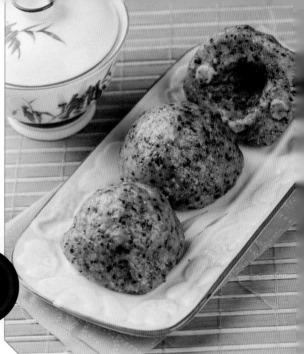

食疗

黑豆玉米窝头

材料: 黑豆末 200 克,面粉 400 克,
　　　玉米粉 200 克,酵母 6 克。
调料: 盐 2 克。

热量表	
总热量	291.6 千卡
碳水化合物	531.2 克
蛋白质	126.4 克
脂肪	40.8 克

做法:

① 碗中倒入玉米粉和面粉,加黑豆末拌匀,加酵母混匀,放盐拌匀,加少许温水搅匀揉成面团。

② 盖上干净毛巾,静置 10 分钟后揉至纯滑,搓成长条,再切成大小相等的小剂子。

③ 取蒸盘,刷适量食用油,然后把剂子捏成锥子状,用手掏出一个窝孔,制成窝头生坯。

④ 把窝头生坯放入蒸盘中,放入水温为 30 ℃的蒸锅中,加盖发酵 15 分钟后,大火蒸 15 分钟即可。

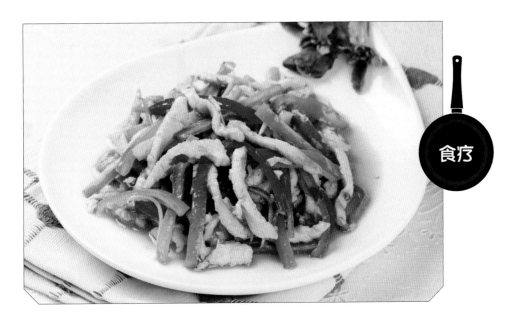

食疗

青椒炒鸡丝

材料: 鸡胸肉 150 克,青椒 55 克,红椒 25 克,姜丝、蒜末各少许。

调料: 盐 2 克,鸡粉 3 克,豆瓣酱 5 克,料酒、水淀粉、食用油各适量。

热量表	
总热量	609 千卡
碳水化合物	106.3 克
蛋白质	26.8 克
脂肪	53.4 克

做法:

①洗净食材,红椒、青椒、鸡胸肉切丝;鸡肉丝加少许盐、鸡粉、水淀粉、食用油,腌渍10分钟至入味。

②锅中注水烧开,加适量食用油,放入红椒、青椒煮半分钟,至其七成熟捞出。

③用油起锅,放入姜丝、蒜末爆香,倒入鸡肉丝炒至其变色,放入青椒、红椒,炒匀。

④加入豆瓣酱、盐、鸡粉、料酒,炒匀即可。

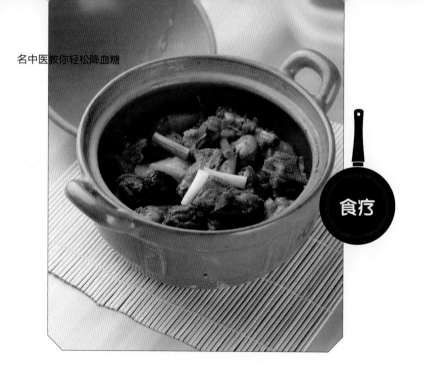

食疗

兔肉萝卜煲

材料: 兔肉 500 克,白萝卜 500
　　克,香叶、八角、草果、姜
　　片、葱段各少许。

调料: 盐 2 克,料酒 10 毫升,生
　　抽 10 毫升。

热量表	
总热量	615 千卡
碳水化合物	29.5 克
蛋白质	103 克
脂肪	11.5 克

做法:

①白萝卜去皮洗净,切小块。将兔肉倒入开水锅中,汆去血水,捞出沥
　干。

②用油起锅,放入姜片、葱段爆香,倒入兔肉翻炒,放入香叶、八角、草
　果、料酒、生抽略炒片刻。

③加入适量清水煮沸,倒入白萝卜,小火焖15分钟。

④转入砂锅中,调入盐,用大火烧开,煮好后放入葱段即可。

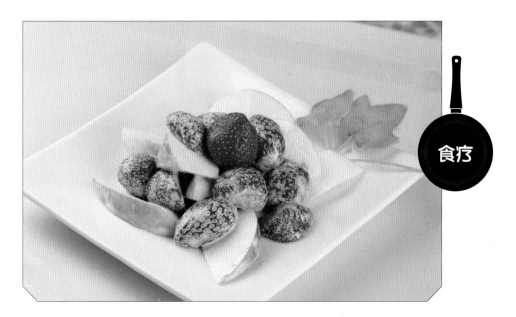

草莓苹果沙拉

材料： 草莓 90 克，苹果 90 克。

调料： 沙拉酱 10 克。

热量表	
总热量	139.9 千卡
碳水化合物	17 克
蛋白质	1.8 克
脂肪	8.42 克

做法：

①洗好的草莓切小块。苹果去核，切瓣，切小块。

②把切好的水果装入碗中，放入沙拉酱，搅拌均匀。

③将拌好的水果沙拉盛入盘中即可。

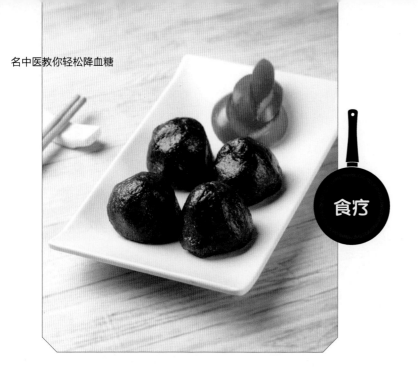

黑米杂粮小窝头

材料： 黑米粉 100 克，玉米粉 90 克，
黄豆粉 100 克，酵母 5 克。

调料： 盐 1 克。

热量表	
总热量	787.4 千卡
碳水化合物	126.9 克
蛋白质	48 克
脂肪	19.6 克

做法：

①把黑米粉倒入碗中，加入玉米粉、黄豆粉、酵母搅匀，加盐和少许温水，搅匀，揉搓成面团。

②取蒸盘，刷上一层食用油；取适量面团搓成圆锥状，底部掏出一个小窝孔，制成小窝头生坯，装于蒸盘上。

③放入水温为30 ℃的蒸锅中，加盖，发酵20分钟。

④窝头生坯发酵好后，用大火蒸10分钟至生坯熟透，揭盖，取出装入盘中即可。

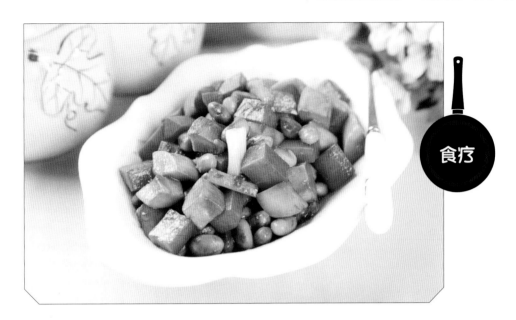

食疗

鲜香菇炒素三丁

材料： 鲜香菇 300 克，黄、红彩椒各 100 克，青豆 150 克。

调料： 植物油、盐、生抽、醋、鸡精各少许。

热量表	
总热量	670.2 千卡
碳水化合物	49.5 克
蛋白质	60.9 克
脂肪	25.4 克

做法：

①鲜香菇去蒂洗净，切成丁；青豆洗净后焯熟备用。

②黄、红彩椒洗净，去蒂和籽，也切成同样大小的丁。

③锅中放油烧热，下入香菇丁翻炒至熟。

④加入黄、红彩椒丁和青豆，炒匀后加盐、生抽、醋和鸡精，炒入味即可。

中医理疗

艾灸疗法

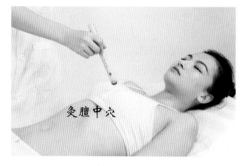

灸膻中穴

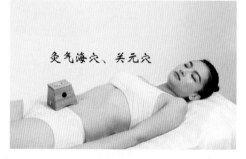

灸气海穴、关元穴

1 将艾条一端点燃，找到膻中穴，用艾条以温和灸法灸 10 分钟，以感觉温和热感为度。

2 取一段约 5 厘米的艾条，固定于艾灸盒顶盖上，点燃艾条一端，放于艾灸盒内，将燃着的艾灸盒放于气海穴、关元穴上灸 10 ~ 15 分钟，以皮肤红晕、有热感为度。

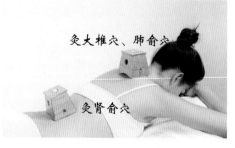

灸大椎穴、肺俞穴

灸肾俞穴

3 找到大椎穴及双侧肺俞穴、肾俞穴，将燃着的艾灸盒一个放于大椎穴、肺俞穴上，一个放于肾俞穴上，一同灸 10 ~ 15 分钟，以皮肤红晕、有热感为度。

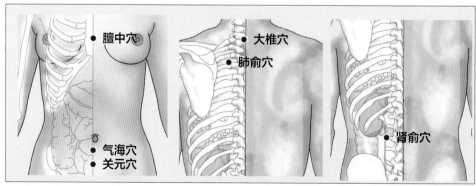

膻中穴

气海穴
关元穴

大椎穴

肺俞穴

肾俞穴

按摩疗法

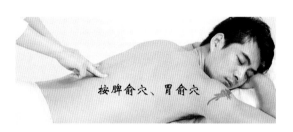

按脾俞穴、胃俞穴

1 双手食指、中指紧并同时放于脾俞穴上，点揉 3 ~ 5
分钟；食指、中指指腹同时放于胃俞穴上，点揉
3 ~ 5 分钟。

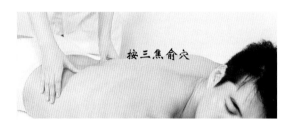

按三焦俞穴

2 将双手大拇指同时放于三焦俞穴上，其余四指附于
患者腰部，微微用力压揉，以局部有酸胀感为宜。

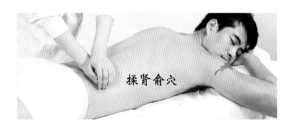

揉肾俞穴

3 双手交叠，放于肾俞穴上，用手掌根部揉按 1 ~ 3
分钟，力度由轻到重。

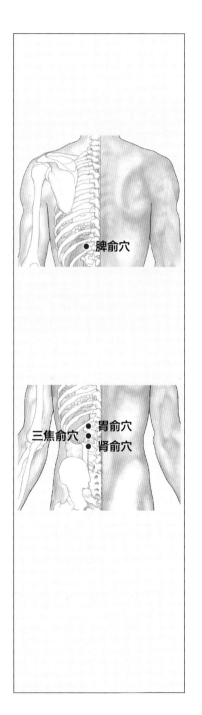

· 脾俞穴

三焦俞穴
· 胃俞穴
· 肾俞穴

中草药茶饮

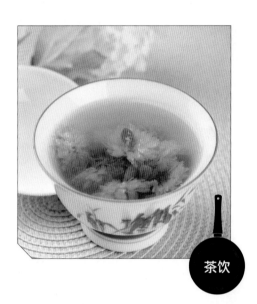

茶饮

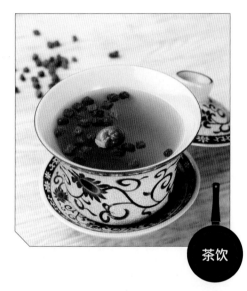

茶饮

枸杞菊花茶

材料：枸杞、菊花各3克，甘草、淡竹叶各2克。

做法：

①往杯中倒入开水，温杯后弃水不用。

②将枸杞、菊花、甘草、淡竹叶一起放入杯中，倒入适量开水刚好没过茶材。

③轻轻摇晃茶杯，将第一泡茶水倒出，再倒入适量开水，泡5分钟后即可饮用。

山茱萸益智仁茶

材料：山茱萸10克，五味子7克，益智仁8克。

做法：

①砂锅注水，倒入山茱萸、五味子、益智仁，搅拌均匀。

②加盖，用大火煮开后转小火续煮30分钟至药材有效成分析出。

③揭盖，关火后盛出煮好的药膳茶，装杯即可。

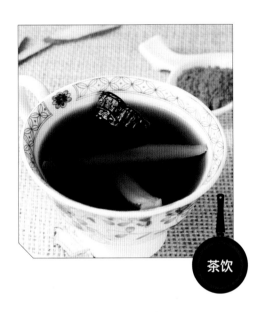

茶饮

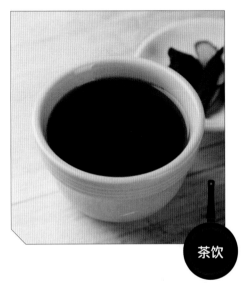

茶饮

灵芝甘草茶

材料：灵芝 12 克，甘草 8 克，蜜枣
20 克。

做法：

①砂锅中注入清水烧热，倒入洗净的
灵芝。

②放入洗好的甘草和备好的蜜枣。

③盖上盖，烧开后转小火煮约30分
钟，至药材析出有效成分。

④揭盖，搅拌几下，关火后盛出煮好
的灵芝甘草茶，装在茶杯中，趁热
饮用即可。

灵芝养肝茶

材料：灵芝片 4 克，甘草、熟地、何
首乌各少许。

做法：

①砂锅中注入适量清水烧热，倒入备
好的灵芝片、甘草、熟地、何首
乌。

②盖上盖，烧开后用小火煮约30分钟
至其析出有效成分。

③揭开盖，搅拌几下，关火后盛出药
茶，滤入杯中即可。

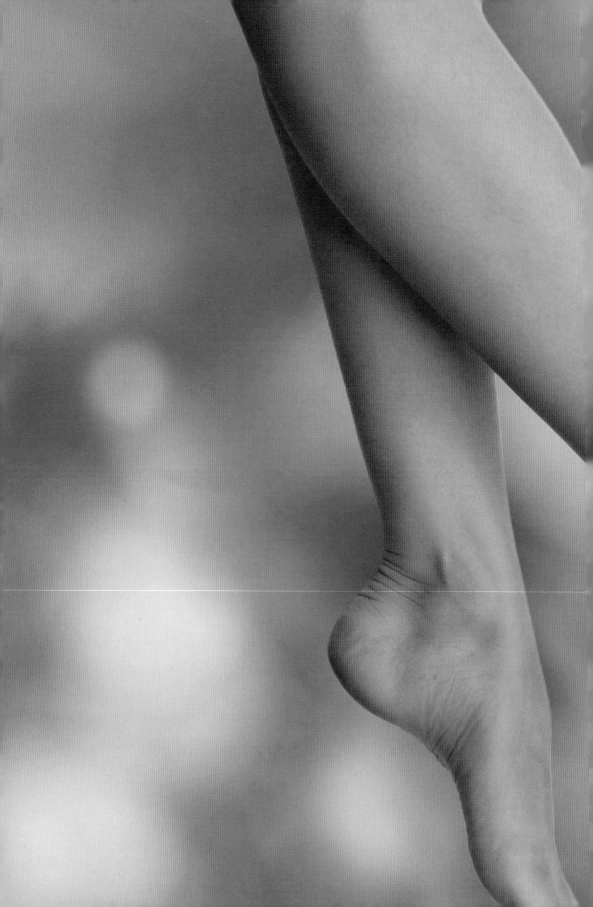

足浴疗法

配方 熟地30克,当归、枸杞、牛膝各15克,黄精10克。

用法 将上述药材加水2000毫升浸泡20分钟,再上火煮沸20分钟,至剩余1500毫升,去渣取汁,倒入盆中,待温度适宜时泡洗双脚,每天2次,每次30分钟。

功效 滋补肝肾、益精填髓。

配方 黑豆200克,枸杞100克,何首乌、核桃仁各50克。

用法 将上述药材加适量清水,煎煮30分钟,去渣取汁,与2000毫升开水一起倒入盆中,先熏蒸,待温度适宜时泡洗双脚,每天1次,每次熏泡40分钟。

功效 养血脉、补肾阴。

配方 何首乌30克,枸杞15克,女贞子15克,桑葚子10克。

用法 将上述药材加入适量清水,浸泡20分钟,再上火煎煮20分钟,取药液与1500毫升开水同入泡脚盆内,趁热熏蒸,待温度适宜时泡洗双脚,每天2次,每次40分钟。

功效 补肾健脾、滋阴养血。

配方 怀牛膝20克,山药、山茱萸、熟地各15克,当归8克。

用法 将上述药材加适量清水浸泡10分钟,开大火煎煮30分钟,取药液与1500毫升开水同入泡脚盆内,趁热熏蒸,待温度适宜时泡洗双脚,每天2次,每次30分钟。

功效 滋补肝肾、活血养血。

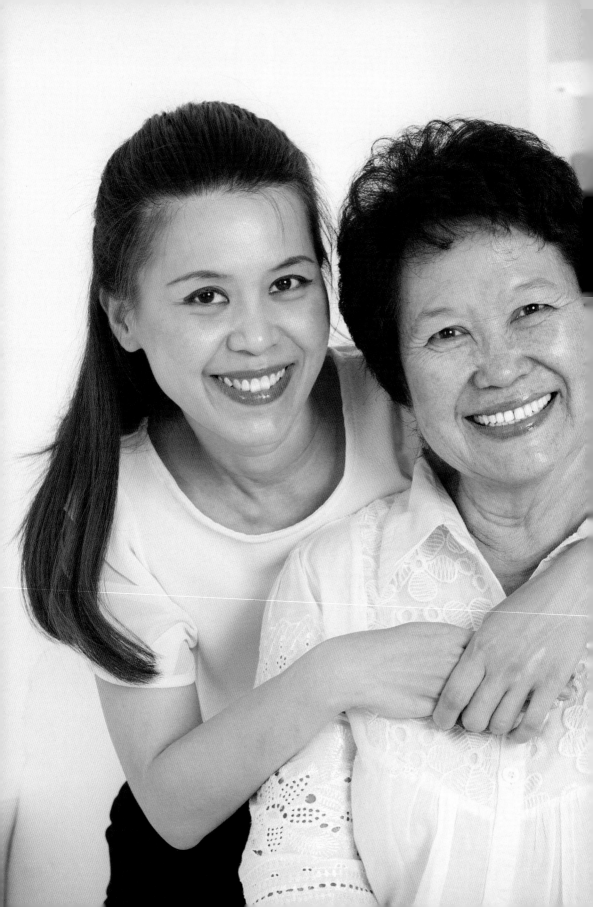

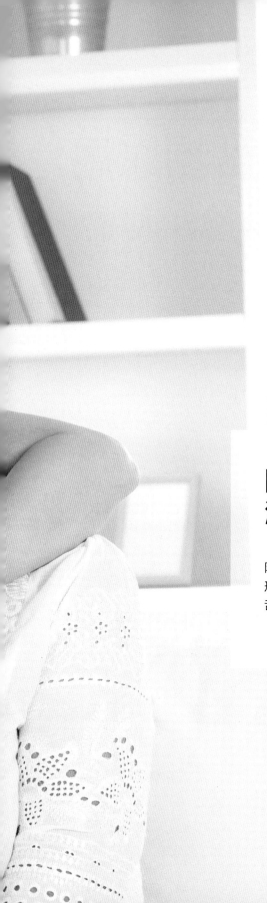

阴虚内热型糖尿病——滋阴降火

阴虚内热型糖尿病患者的主要临床表现有：两颧红赤，形体消瘦，潮热盗汗，五心烦热，夜热早凉，口燥咽干，舌红、少苔，脉细数。

认识阴虚内热型糖尿病

医案

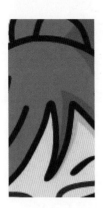

● 詹某某，女，48岁

● 职业：教师

● 就诊时间：2018年3月

患2型糖尿病10年余。近半年除有口干多饮之外，明显感觉午后潮热，盗汗，心烦易怒，手足心热，月事紊乱，视物不清。舌红干瘦、少苔，脉细数。

汪教授解析

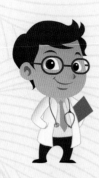

患者久患消渴，又逢更年期，五脏之阴液亏虚，虚热内生，虚阳上浮而致阴虚火旺。其潮热、盗汗、心烦易怒、口干舌燥、舌红少苔均是虚热之象，治疗应以滋阴清热、生津泻火为法。

居家调养

①宜静收神蓄阴

宜早睡养神，以顺应"阴精收藏，收敛神气"的养生法则，有助于阴精内蓄，保持人体阴阳调和。

②饮食滋阴

阴虚内热型糖尿病患者饮食应以防燥护阴、滋阴润肺为原则，少吃辛辣、燥热之品和动物肝脏，减辛增酸，多吃滋阴润肺的食物，如鸭子、甲鱼、百合、山药、木瓜等滋养真阴之品，以达到改善脏腑、补虚祛燥、控制血糖的目的。

③生活起居

闲暇之余，可去海边、高山之地旅游，居家环境应安静湿润。秋冬养阴，阴虚内热型糖尿病患者尤其应当护阴。此外，性生活宜有节制，保证充足睡眠，不宜在高温下工作。

适合的运动方案

1 静坐

人在清醒状态下好比一个对外的放射体，全身能量都是向体表、四肢和向外放射的。外在的活动越剧烈，向外放射的能量就越多，随之身体内的能量就会越少。这就是为什么人们在剧烈运动之后感觉口干舌燥、身体能量减少的原因。

静坐，最重要的是能凝神聚气，以此将人体向外放射的能量快速地向内收回，进而对身体内在组织器官进行温养、调理或修复。当人体静坐时，身体外在的运动、能量消耗下降至一个较低的水平，而人体更多的生命能量就能进入体内，调动人体的自我调节系统，对内在的组织器官进行调理、恢复，帮助五脏六腑维持阴阳平衡。

静坐时要选择一处静室，在入座之前，应宽松衣带，使筋肉不受拘束，气机不致阻滞，但在秋冬等寒冷天气时，两腿必须盖好，以免膝盖受风。静坐时两腿必须盘起来，先将左胫叠到右股上面，再将右胫扳上来叠到左股的上面，这种坐法叫作双盘膝。这样的姿势可使两膝盖的外侧都紧靠着褥垫，全身的筋肉就像弓弦伸张，坐时自然端直，不至于左右前后地倚斜。

两手仰掌，把左掌安放在右掌上面，两拇指头相对，安放在脐下腿部之上。呼气时，脐下腹部收缩，横膈膜向上，胸部紧窄，肺底浊气可以挤出；吸气时，经鼻子徐徐吸入新鲜空气，充满肺部，横膈膜向下，腹部外凸。呼气吸气，均使之自然，渐渐细长，达于下腹。

通常的静坐时间以 40 分钟为基础，能一下子坐 40 分钟更好，不能的话，分几次加起来达到 40 分钟也可以，直到可以一次坐上 40 分钟。10 分钟一次共 4 次，或者 20 分钟一次共 2 次也可以。

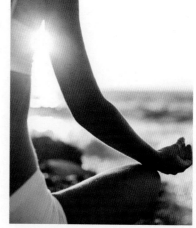

2 瑜伽

① 猫伸展式

◎双手双膝撑床，保持跪立姿势，放松腰背部。

◎吸气，背部下沉，抬头看天花板。

◎呼气，背部拱起，脊柱向上顶，低头看腹部，下巴抵住锁骨。重复整套动作10个回合。

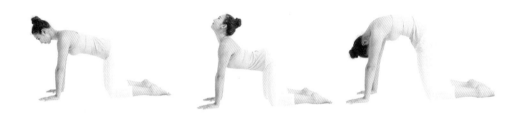

Tips: 注意一定要配合呼吸来做，将速度放慢，功效更为明显。

② 蜥蜴式

◎双膝并拢，跪坐在床上，上半身前倾，胸腹部贴腿，下额贴床。

◎吸气，抬头，双臂向前滑动，伸直手臂。

◎呼气，尽量将胸部、下巴贴床，臀部翘起，腋窝尽量向下贴床。

◎呼吸平缓，保持 10 ~ 15 秒。

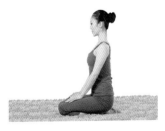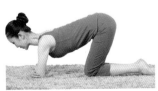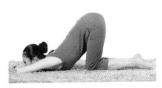

Tips: 移动身体时，大臀肌肉始终保持收紧，重心移至胸部，肩膀放松，胸贴床面，让大腿始终与床面垂直。

饮食调理

食疗

莴笋玉米鸭丁

材料: 鸭胸肉160克,莴笋150克,
玉米粒90克,彩椒50克,
蒜末、葱段各少许。

调料: 盐、鸡粉各3克,料酒4毫
升,生抽6毫升,水淀粉、
芝麻油、食用油各适量。

热量表	
总热量	511.4千卡
碳水化合物	27.7克
蛋白质	30.4克
脂肪	32.9克

做法:

① 鸭肉洗净切丁,加盐、料酒、生抽腌渍入味;莴笋削皮,洗净切丁。

② 锅中注水烧开,加适量食用油、盐,倒入莴笋丁、玉米粒、彩椒,焯煮
至断生后捞出,沥干水分。

③ 用油起锅,鸭肉丁用中火炒至松散,淋生抽、料酒炒匀,倒入蒜末、葱
段炒香。

④ 放入焯过水的食材,大火炒至变软,加盐、鸡粉炒匀,加水淀粉勾芡,
淋芝麻油炒匀入味即可。

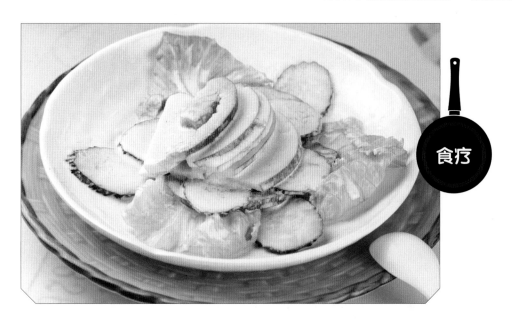

苹果蔬菜沙拉

材料： 苹果 100 克，西红柿 150
克，黄瓜 90 克，生菜 50 克，
牛奶 30 毫升。

调料： 沙拉酱 10 克。

热量表	
总热量	182.1 千卡
碳水化合物	23.1 克
蛋白质	4.6 克
脂肪	9.9 克

做法：

① 将洗净的西红柿、黄瓜、苹果切片。

② 将切好的食材装入碗中，倒入牛奶，加入沙拉酱，拌匀。

③ 将生菜叶垫在盘底，装入做好的果蔬沙拉即可。

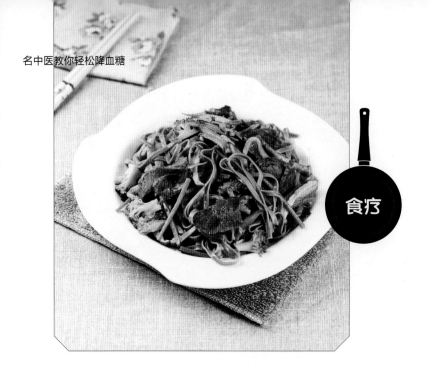

荞麦凉面

材料： 荞麦面条 100 克，熟牛肉
60 克，胡萝卜 45 克，西
蓝花 40 克，黄瓜 35 克，
豆干 30 克。

调料： 盐、鸡粉各 2 克，生抽、老
抽、料酒、水淀粉、食用油
各适量。

热量表	
总热量	308.4 千卡
碳水化合物	66.2 克
蛋白质	9.3 克
脂肪	1.9 克

做法：

① 洗净食材。胡萝卜、黄瓜、豆干切丝，西蓝花切块，牛肉切片。

② 锅中注水烧开，放入盐、鸡粉、食用油，加入荞麦面条煮至熟透捞出，
过凉水滤出装盘中。

③ 用油起锅，倒入胡萝卜丝、西蓝花、黄瓜丝炒匀，淋入料酒炒香。

④ 加适量清水，放入牛肉片、豆干丝拌炒，加鸡粉、盐、生抽炒匀，再加
老抽炒匀，最后加水淀粉炒至入味即成。

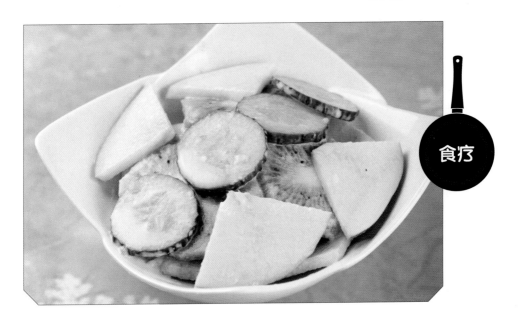

猕猴桃苹果黄瓜沙拉

材料: 苹果120克,黄瓜100克,
猕猴桃100克,牛奶20
毫升。

调料: 沙拉酱少许。

热量表	
总热量	130.7千卡
碳水化合物	34.3克
蛋白质	2.4克
脂肪	1.7克

做法:

①将洗净的黄瓜切片; 洗净的苹果切片,再切小块; 洗净去皮的猕猴桃切片。

②把切好的食材装入碗中, 注入备好的牛奶, 放入少许沙拉酱, 快速搅拌
均匀, 至食材入味。

③取一干净的盘子, 盛入拌好的沙拉, 摆好盘即成。

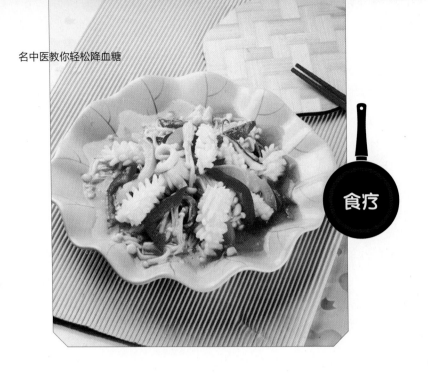

鲜鱿鱼炒金针菇

材料：鱿鱼 300 克，彩椒 50 克，金针菇 90 克，姜片、蒜末、葱白各少许。

调料：盐 3 克，鸡粉 3 克，料酒 7 毫升，水淀粉 6 毫升，食用油适量。

热量表	
总热量	978 千卡
碳水化合物	30.8 克
蛋白质	182.6 克
脂肪	14.3 克

做法：

① 金针菇洗净切去根部，鱿鱼洗净切成片，洗好的彩椒切丝。

② 把鱿鱼切好装入碗中，放入少许盐、鸡粉、料酒、水淀粉，腌渍 10 分钟至入味。

③ 鱿鱼入开水锅中氽烫至卷起，捞出。

④ 用油起锅，放入姜片、蒜末、葱白爆香，倒入鱿鱼、金针菇、彩椒炒至熟软。

⑤ 加入适量盐、鸡粉，炒匀调味，倒入适量水淀粉翻炒均匀即可。

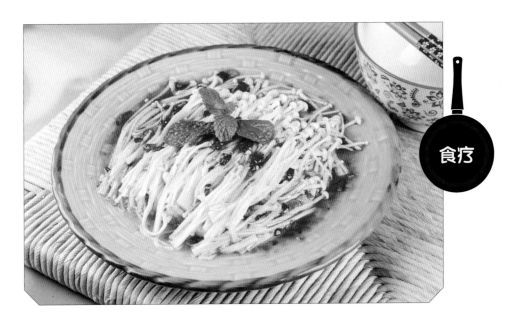

食疗

什锦金针菇

材料：金针菇、绿豆芽各100
　　　克，黑木耳、青椒、红椒
　　　各15克。

调料：植物油、盐、鸡精、蒜蓉各
　　　少许。

热量表	
总热量	82.8 千卡
碳水化合物	12.2 克
蛋白质	6.7 克
脂肪	0.8 克

做法：

①黑木耳泡发后洗净，切成丝，金针菇洗净切去根部，绿豆芽洗净。

②红椒、青椒洗净切丝。

③锅中放油烧热，爆香蒜蓉，下入金针菇、绿豆芽、黑木耳、青椒丝和红
　椒丝炒至熟软。

④加盐、鸡精调味即可。

中医理疗

按摩疗法

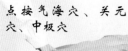

点按气海穴、关元穴、中极穴

1 用手指指腹垂直点按气海穴、关元穴、中极穴，每穴按1分钟。

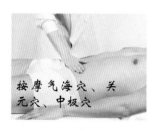

按摩气海穴、关元穴、中极穴

2 用摩法按摩气海穴、关元穴、中极穴，以逆时针方向按摩5分钟，腹部有热感即可。

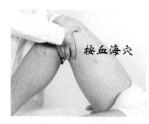

按血海穴

3 用手指指腹垂直按揉血海穴、足三里穴，有酸胀、痛感为宜，先左后右，也可两侧同时进行，各按揉1～3分钟。

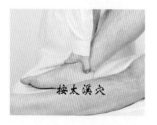

按太溪穴

4 用拇指按揉太溪穴，力量柔和，以感觉酸胀为度，按1～3分钟，力量过大会伤及皮肤。

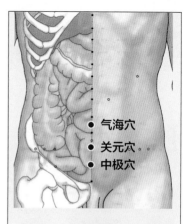

气海穴
关元穴
中极穴

血海穴

足三里穴

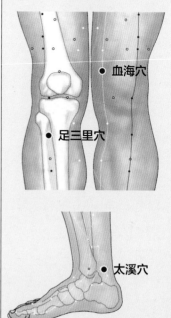

太溪穴

刮痧疗法

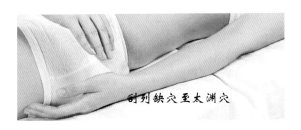

刮列缺穴至太渊穴

1 找到列缺穴、太渊穴，涂抹适量经络油，用角刮法从上向下刮拭上肢肺经列缺穴至太渊穴 30 次，以潮红发热为度。

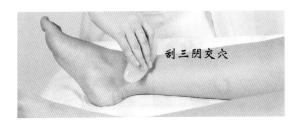

刮三阴交穴

2 找到三阴交穴，涂抹适量经络油，然后刮拭下肢脾经三阴交穴 1～3 分钟，以潮红发热为度，对侧同样操作。

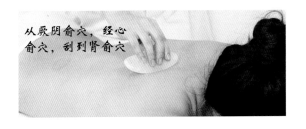

从厥阴俞穴，经心俞穴，刮到肾俞穴

3 找到厥阴俞穴、心俞穴、肾俞穴，涂抹适量经络油，用面刮法从厥阴俞穴经心俞穴，一直刮拭到肾俞穴 5～10 遍，从上往下，力度适中，以潮红出痧为度。

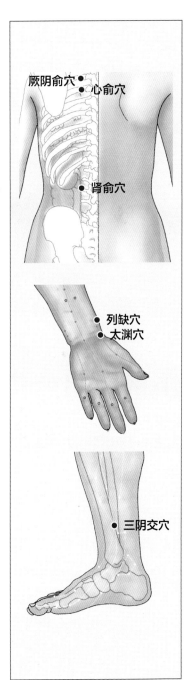

厥阴俞穴

心俞穴

肾俞穴

列缺穴

太渊穴

三阴交穴

中草药茶饮

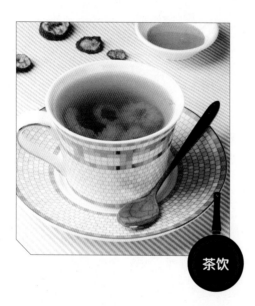

茶饮

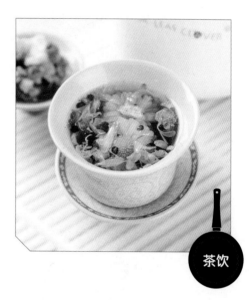

茶饮

山楂决明菊花茶

材料： 菊花25克，干山楂25克，熟决明子30克。

做法：

① 取一碗，放入菊花，倒入温水，清洗片刻，捞出沥干。

② 砂锅中注水烧开，倒入干山楂、菊花、熟决明子，拌匀。

③ 大火煮5分钟至析出有效成分。

④ 关火后闷5分钟，盛出煮好的茶。

合欢菊花茶

材料： 合欢花12克，菊花10克。

做法：

① 将合欢花和菊花放入盛有清水的碗中，搅拌片刻，清洗掉杂质，捞出沥干。

② 取电解养生壶底座，放上配套的水壶，加适量清水，放入合欢花和菊花。

③ 盖上壶盖，按"开关"键通电，再按"功能"键，选定"泡茶"功能，开始煮茶。

④ 茶水煮好，按"开关"键断电，取下水壶，倒出茶水，装在杯中即可。

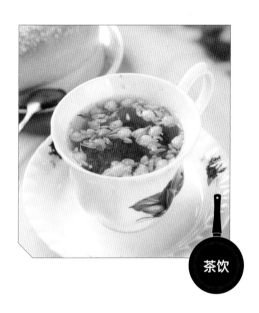

茶饮

焦米茉莉花茶

材料： 大米 30 克，茉莉花 12 克。

做法：

① 锅置火上，倒入大米，炒出香味。

② 转小火，炒约 1 分 30 秒，至米粒呈焦黄色。

③ 关火后盛出食材，装在盘中，即成焦米，待用。

④ 取一茶杯，倒入适量的焦米，撒上备好的茉莉花。

⑤ 注入开水至八九分满，静置一小会，至散出清香味即可。

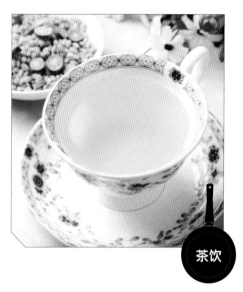

茶饮

大麦甘草茶

材料： 熟大麦 15 克，甘草 3 克。

做法：

① 将大麦、甘草放入煮茶包，系好，待用。

② 砂锅中注入适量清水烧开，放入茶包，加盖，中火煮 20 分钟至析出有效成分。

③ 揭盖，取出茶包，将煮好的茶盛出装入茶杯中即可。

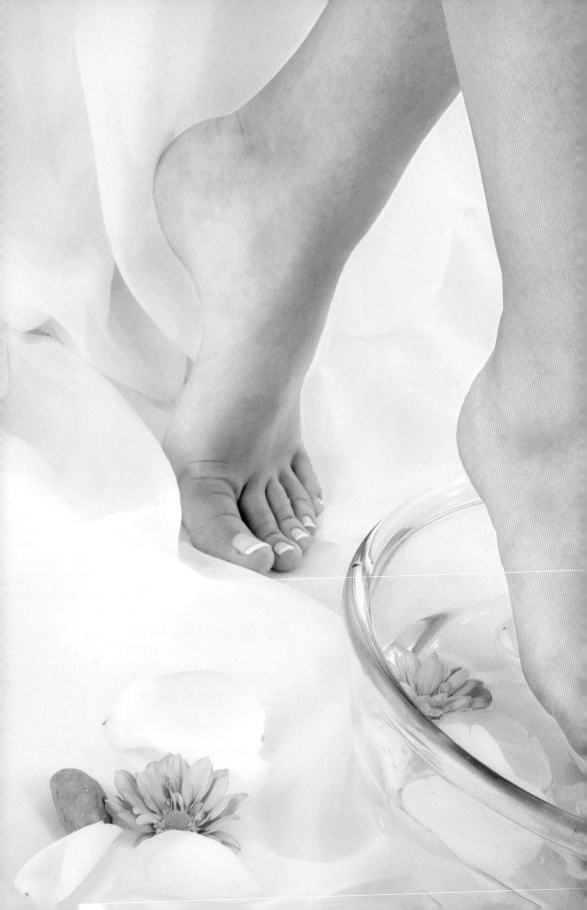

足浴疗法

配方 花粉 30 克，知母 25 克，玄参、麦冬、天冬、白芍、赤芍、生地各 15 克，黄芩、黄连各 10 克，栀子 15 克，金银花 20 克。

用法 将上述药材加清水适量，煎煮 30 分钟，去渣取汁，与 2000 毫升开水一起倒入盆中，先熏蒸，待温度适宜时泡洗双脚，每天早、晚各 1 次，每次熏泡 40 分钟。

功效 清热生津、燥湿泻火。

配方 熟地、当归、枸杞各 30 克，桑葚、玄参、白菊花各 20 克。

用法 将上述药材加入清水 2000 毫升，煎煮至水剩 1500 毫升时，滤出药液，倒入泡脚盆中，先熏蒸双脚，待温度适宜时泡洗双脚，每天早、中、晚各 1 次，每次 40 分钟。

功效 疏肝清热、滋阴降火。

配方 生地、白芍、白术、生牡蛎、麦冬各 20 克，甘草 15 克，葱白 10 克。

用法 将上述药材加适量清水，煎煮 30 分钟，去渣取汁，与 2000 毫升开水一起倒入盆中，先熏蒸，待温度适宜时泡洗双脚，每天 1 次，每次熏泡 40 分钟。

功效 滋阴潜阳、健脾益气。

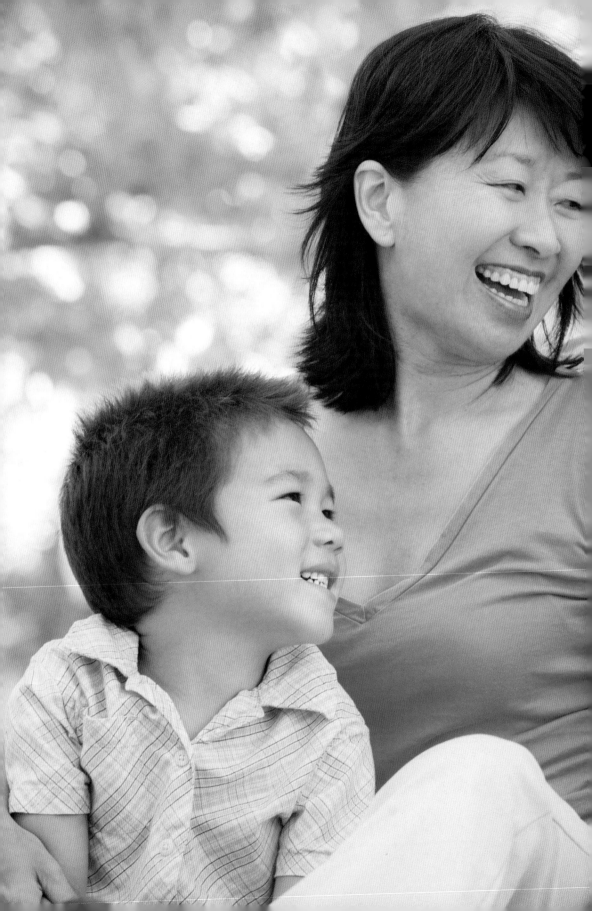

气阴两虚型糖尿病——益气养阴

气阴两虚型糖尿病患者的主要临床表现有：胃脘痞满，食后尤甚，食欲不振，面色苍白，心烦不舒，或有恶心呕吐，口干咽燥，目涩无泪，神疲乏力，头晕肢乏，手足心热，小便淡黄，大便干燥，舌边有齿印。

认识气阴两虚型糖尿病

医案

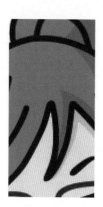

● 刘某某，男，68岁

● 职业：机关干部

● 就诊时间：2018年1月

患2型糖尿病15年。已经使用胰岛素治疗，血糖控制尚好。近两年感觉倦怠乏力，神疲懒言，足软无力，食欲渐差，口干欲饮不多饮，视物昏蒙，大便稀。舌质红，边有齿痕，少苔，脉细弱。

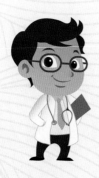

汪教授解析

消渴病初以热郁伤阴而致阴虚为主，由于久病不愈，继而阴虚日久，无以化气，或燥热内盛，壮火食气，多见气阴两虚，是糖尿病患者较为常见的症型。患者以口干、乏力、神疲、足软为多见，治疗应以益气养阴为法。

居家调养

①不可过劳，谨避风寒

气阴两虚型糖尿病患者体质较娇弱，不能过劳，不可思虑过度，否则容易导致疲劳，气阴更虚。气阴两虚者免疫力比较低下，居处要避免虚邪贼风，通风纳凉时门窗要敞开，避风保暖时就要关闭严密。

②充足睡眠

作息规律，顺应时节保证足够的睡眠，一方面对机体功能恢复有益，另一方面能够改善气阴两虚症状。对于气阴两虚型糖尿病患者，建议夜晚11时前睡觉，而中午最好选择在午时（11-13点）休息30分钟左右，即中医所谓"子午觉"。

③进食时要细嚼慢咽

气阴两虚型糖尿病患者吃饭切忌狼吞虎咽，以免影响食物营养成分的充分吸收。细嚼慢咽，使食物在口腔内反复咀嚼，能刺激唾液的分泌，有助于食物的消化。延长食物的咀嚼时间，还可以反射性地刺激胃液的分泌，食物到了胃肠道能更好地被消化吸收，即使减少进食量也有饱腹感。

适合的运动方案

1 散步

散步健身，老少皆宜，对于气阴两虚型糖尿病患者来说，采用这种简单、轻快、柔和的方式进行锻炼，不会疲惫，还能达到康复的效果。平稳而有节律地散步，既可以满足对身体的氧供给，又能锻炼和提高呼吸系统的机能，还可以增强内分泌腺的功能，有助于稳定血糖。那么如何科学地进行这项健身运动呢？

①散步的要领

◎散步前，全身自然放松，调匀呼吸，然后从容散步。若身体拘束紧张，会影响肌肉和关节的活动，达不到锻炼的目的。

◎在散步时，步履要轻松，胜似闲庭信步，周身气血才可以平和，百脉流通。散步时要有悠闲的情绪、愉快的心情，不能赶时间。这样不仅能提高散步的兴趣，也是散步养生的一个重要方面。

◎散步须注意循序渐进，量力而为，做到有一定运动量但是不感到疲惫，否则过劳会伤害身体，达不到散步的目的。

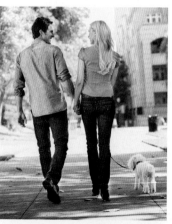

②散步的方法

◎散步的时间

饭后散步。古人说："饭后食物停胃，必缓行数百步，散其气以输于脾，则磨胃而易腐化。"这说明饭后散步能健脾消食、益气生津。

早起散步。早晨起床后，到院子里或林荫大道等空气清新、宁静的地方散步。不过千万要注意气候变化，适当增减衣服。

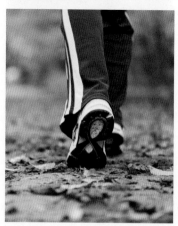

春晨散步。春季的清晨进行散步是时令的养生法，因为春天是万物峥嵘的季节，人也应随春生之势而动。

◎散步的速度

快步。每分钟走 120 步左右，能兴奋大脑，振奋精神，使下肢矫健有力，但快步并不等于疾走，只是比慢步的速度稍快点。

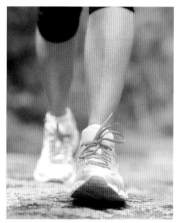

慢步。每分钟走 70 步左右，可稳定人的情绪，消除疲劳，还有健脾胃、助消化的作用。

逍遥步。这是一种走走停停、快慢相间的散步，因其自由随便，故称之为逍遥步，对于病后需要康复者非常有益。

2 踢毽子

踢毽子是一项良好的全身性运动，不需要专门的场地和设备，运动量可大可小，老幼皆宜。踢毽子可以培养人的灵敏性和协调性，有助于身体的全面发展，增强体质，远离病痛。

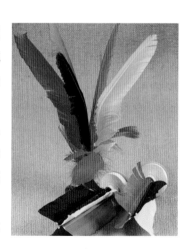

踢毽子的基本动作有盘、拐、磕、蹦四种，从四种基本动作中可以变换出几十种踢法，但是无论是哪种踢法，基本动作一定得过关才可以踢出漂亮的毽法。

①盘。就是用双脚内侧交换着踢毽子，俗称"盘毽子"。

②拐。就是用脚的外侧反踢，也就是俗称的"打拐拐脚"。

③磕。就是用膝盖将毽子向上弹起。

④蹦。就是用脚尖踢毽子，俗称"叮叮猫打镖鸡"。

饮食调理

食疗

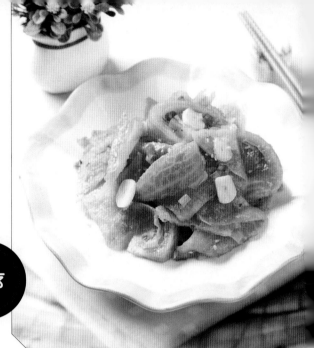

西红柿烧牛肉

材料： 西红柿 90 克，牛肉 100 克，
　　　　姜片、蒜片、葱花各少许。

调料： 盐 3 克，鸡粉 2 克，食粉少
　　　　许，白糖 2 克，番茄汁 15 克，
　　　　料酒、水淀粉、食用油各适量。

热量表	
总热量	128.1 千卡
碳水化合物	4.8 克
蛋白质	21 克
脂肪	2.5 克

做法：

①将洗净的西红柿去蒂，切小块。

②洗好的牛肉切成片，装入碗中，加少许食粉，拌匀，再加入少许盐、鸡粉、
　水淀粉、食用油，腌渍 10 分钟。

③用油起锅，下入姜片、蒜片爆香，倒入牛肉片翻炒，淋入料酒炒香。

④下入西红柿，倒入适量清水，加入盐、白糖拌匀，用中火焖 3 分钟至熟。

⑤放入番茄汁翻炒至食材入味，再放入葱花即可。

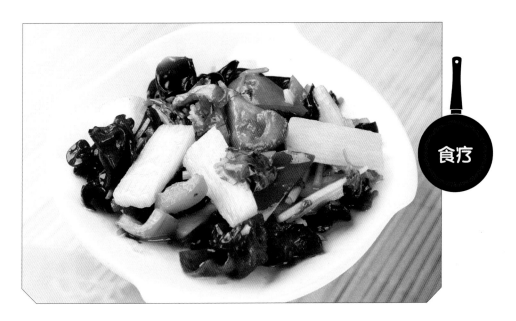

食疗

木耳炒山药片

材料: 山药 180 克,水发木耳 40
克,香菜 40 克,彩椒 50 克,
姜片、蒜末各少许。

调料: 盐 3 克,鸡粉 2 克,料酒
10 毫升,蚝油、水淀粉、
食用油各适量。

热量表	
总热量	144.4 千卡
碳水化合物	30.3 克
蛋白质	5.5 克
脂肪	0.7 克

做法:

①洗净食材。彩椒去籽切小块,香菜切段,山药去皮切小块,泡发好的木
耳切小块。

②锅中注水烧开,放入少许盐、食用油,分别倒入木耳、山药、彩椒,焯
烫后捞出,沥干水分。

③用油起锅,放入姜片、蒜末爆香,倒入焯煮好的食材,翻炒均匀,淋入料酒,
加入适量盐、鸡粉、蚝油、水淀粉,快速翻炒均匀。

④放入切好的香菜,炒至断生,盛出装入盘中即可。

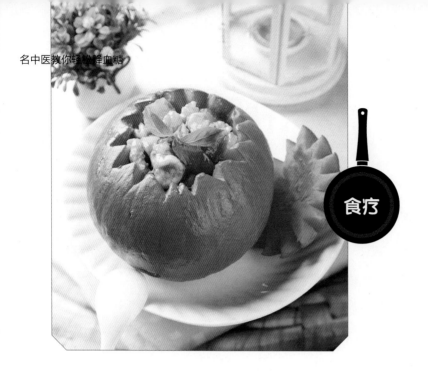

食疗

小南瓜蒸蛋

材料： 小南瓜 1 个，鸡蛋 3 个，
葱少许。

热量表	
总热量	144.4 千卡
碳水化合物	30.3 克
蛋白质	5.5 克
脂肪	0.7 克

做法：

①小南瓜洗净，沿顶部 1/3 处切开，顶部做盖子，用勺子挖去瓜瓤，制成
南瓜盅。

②将南瓜盅放入蒸锅，大火蒸 5 分钟。

③鸡蛋磕开，取蛋黄装入碗里，打散，加适量凉开水，搅匀。

④取出南瓜盅，放凉，倒入蛋液，盖上盖子，放入蒸锅，大火蒸 8 分钟，
取出，撒上葱花即可。

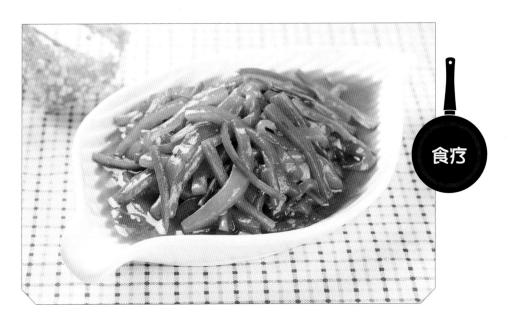

清炒魔芋丝

材料: 魔芋 95 克, 胡萝卜 40 克, 青椒 25 克, 姜片、蒜末、葱段各少许。

调料: 盐 4 克, 鸡粉 2 克, 豆瓣酱 5 克, 生抽 2 毫升, 水淀粉、食用油各适量。

热量表	
总热量	93.5 千卡
碳水化合物	83.4 克
蛋白质	5.4 克
脂肪	4.8 克

做法:

①食材洗净, 胡萝卜、青椒、魔芋切成丝。

②锅中注水烧开, 加 2 克盐, 放入胡萝卜搅匀, 煮半分钟再放入魔芋搅匀, 再煮 1 分钟, 捞出食材。

③用油起锅, 放姜片、蒜末、葱段爆香, 倒入青椒炒匀, 倒入魔芋和胡萝卜, 翻炒均匀。

④放鸡粉、盐、豆瓣酱、生抽炒匀调味, 倒入水淀粉勾芡, 快速炒匀即可。

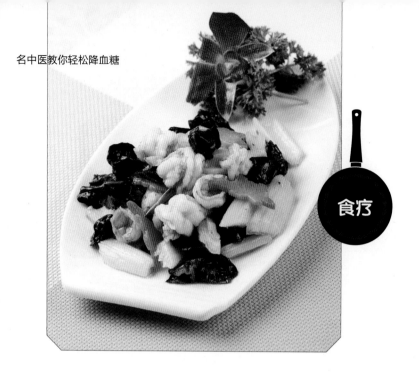

西芹木耳炒虾仁

材料：西芹 75 克，木耳 40 克，虾
仁 50 克，胡萝卜片、姜片、
蒜末、葱段各少许。

调料：盐 3 克， 鸡粉 2 克，料酒
4 毫升，橄榄油、水淀粉、
食用油各适量。

热量表	
总热量	91.4 千卡
碳水化合物	6 克
蛋白质	6.25 克
脂肪	5.5 克

做法：

①食材洗净，西芹、木耳切小块。虾仁加盐、鸡粉、水淀粉、食用油腌渍
约 10 分钟。

②锅中注水烧开，加橄榄油，倒入木耳、西芹焯烫后捞出，沥干水分。

③用油起锅，放入胡萝卜片、姜片、蒜末爆香，倒入虾仁，淋入料酒，翻
炒至虾身变色，再倒入木耳、西芹，快速炒至食材熟软。

④加入盐、鸡粉调味，倒入水淀粉勾芡，撒上葱段，略炒至其断生即可。

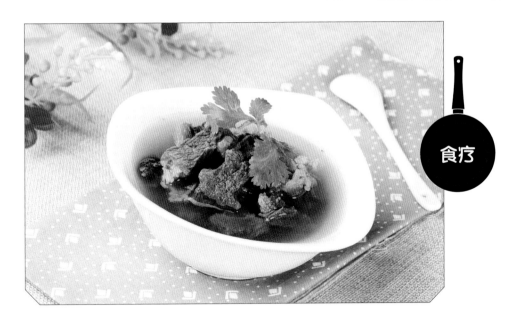

食疗

黑豆牛肉汤

材料： 黑豆 100 克，牛肉 200 克。

调料： 生姜 15 克，盐适量。

热量表	
总热量	761 千卡
碳水化合物	23.3 克
蛋白质	72.3 克
脂肪	42.7 克

做法：

①黑豆淘净浸泡 2 小时，生姜洗净切片。

②牛肉洗净切块，入沸水中焯烫，捞出再冲净。

③将黑豆、牛肉、姜片放入砂锅中，加 8 碗水以大火煮开，转小火慢炖 2 小时。

④最后加少许盐调味即可。

中医理疗

艾灸疗法

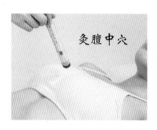

灸膻中穴

1 将艾条一端点燃，找到膻中穴，用艾条以雀啄灸法灸 10 分钟。

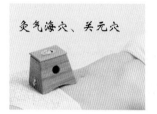

灸气海穴、关元穴

2 取一段艾条，固定于艾灸盒顶盖上，点燃艾条一端，放于艾灸盒内，将艾灸盒放于气海穴、关元穴上灸 10 ~ 15 分钟。

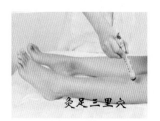

灸足三里穴

3 将艾条一端点燃，找到足三里穴，用艾条以温和灸法灸 10 分钟。

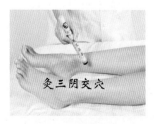

灸三阴交穴

4 用艾条以雀啄灸法灸三阴交穴 10 分钟，以皮肤出现红晕、有热感为度。

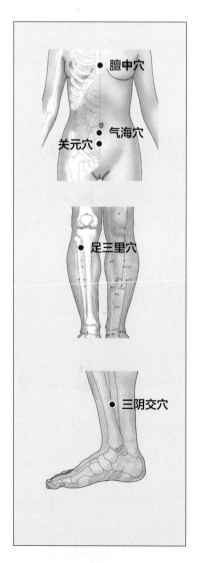

膻中穴

气海穴

关元穴

足三里穴

三阴交穴

按摩疗法

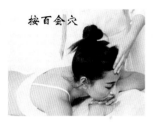

按百会穴

1 用手指指腹按揉百会穴1～3分钟，以有酸胀感为度。

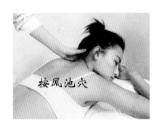

按风池穴

2 用拇指指腹分别揉按风池穴、肩井穴，力度适中，以有酸胀感为度，各揉按1～3分钟。

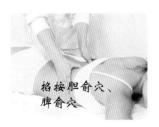

掐按胆俞穴、脾俞穴

3 用拇指指尖掐按胆俞穴、脾俞穴，并可左右两侧拨动经脉，各掐按1～3分钟。

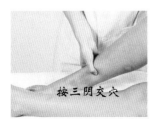

按三阴交穴

4 用拇指指尖按揉足三里穴穴，直至有酸胀的感觉，力道略重，按揉1～3分钟；用拇指按揉三阴交穴，以潮红发热为度，揉按1～3分钟。

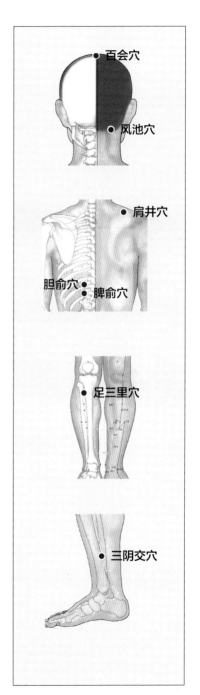

百会穴
风池穴
肩井穴
胆俞穴
脾俞穴
足三里穴
三阴交穴

中草药茶饮

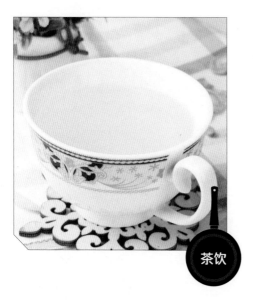

茶饮

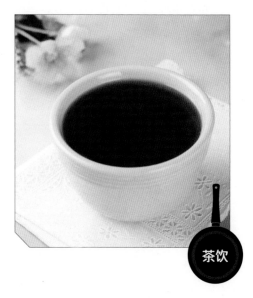

茶饮

人参麦冬茶

材料： 人参 10 克，麦冬 20 克。

做法：

①备好的人参切片，待用。

②蒸汽萃取壶接通电源，往内胆中注入清水至水位线，放上漏斗，倒入人参片、麦冬。

③扣紧壶盖，按下"开关"键，选择"萃取"功能。

④待机器自行运作 5 分钟，指示灯跳至"保温"状态，断电后取出漏斗，将药茶倒入杯中即可。

黄精首乌茶

材料： 何首乌 20 克，黄精 15 克。

做法：

①砂锅中注入清水烧开，放入备好的药材，煮沸后用小火煮至其析出有效成分。

②揭盖，转中火拌匀，略煮片刻，关火后盛出煮好的药茶。

③滤取茶汁，装入茶杯中，趁热饮用即可。

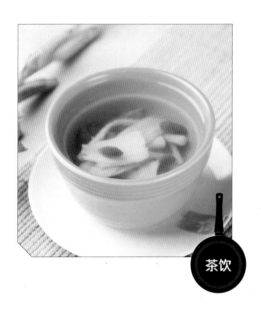

茶饮

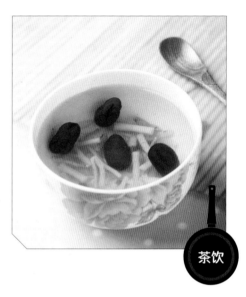

茶饮

黄芪党参枸杞茶

材料：黄芪 15 克，党参 15 克，枸杞 8 克。

做法：

①砂锅中注入适量清水烧开，放入洗好的黄芪、党参。

②盖上盖，用小火煮约 20 分钟，至其析出有效成分。

③揭盖，放入洗好的枸杞，拌煮约 2 分钟，至其有效成分完全析出即可。

党参麦冬茶

材料：党参 15 克，麦冬 15 克，红枣 25 克。

做法：

①砂锅中注入适量清水烧开，放入洗净的党参、麦冬、红枣，搅匀。

②盖上盖，用小火煮约 20 分钟，至其析出有效成分。

③揭盖，搅拌均匀，把煮好的茶水盛出，装入碗中即可。

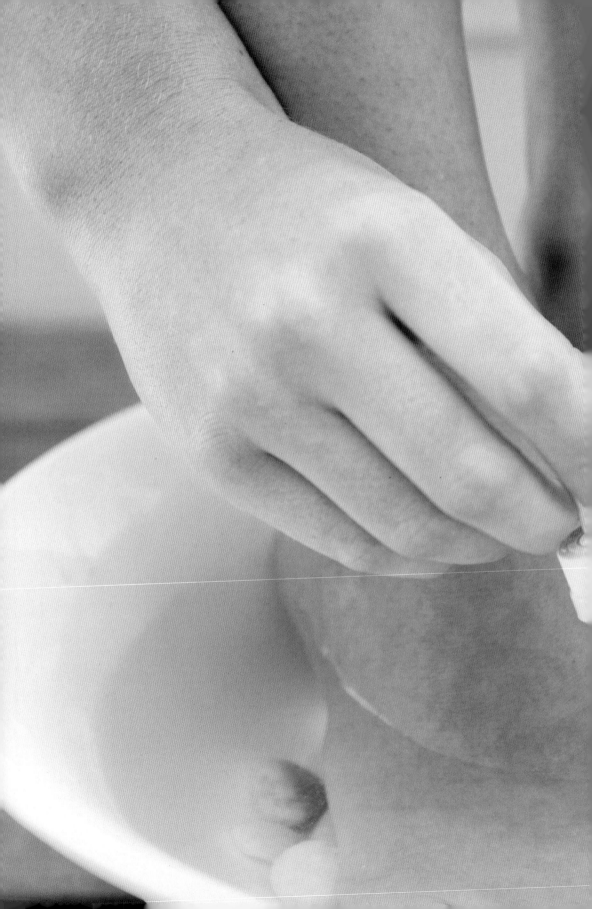

足浴疗法

配方 花粉 30 克，葛根 15 克，苍术 10 克，山茱萸 6 克，五味子 10 克，黄连 4 克，丹参 10 克，麦冬 9 克，鲜芦根 30 克。

用法 将上述药材加适量清水，浸泡 20 分钟，煎煮 20 分钟，取药液与 1500 毫升开水同入泡脚盆内，趁热熏蒸，待温度适宜时泡洗双脚，每天 2 次，每次 40 分钟。

功效 益气养阴、生津止渴、清热泻火。

配方 黄芪 45 克，党参、苍术、山药、玄参、麦冬、五味子、生地、熟地、牡蛎各 15 克。

用法 将上述药材加 2000 毫升清水，煎煮至水剩 1500 毫升时，滤出药液，倒入泡脚盆内，先熏蒸，待温度适宜时泡洗双脚，每晚临睡前泡洗 1 次，每次 40 分钟。

功效 适用于气阴两虚型糖尿病。

配方 党参 25 克，何首乌 25 克，桑葚 25 克，当归、白术、黄芪各 20 克。

用法 将上述药材加入适量清水，煎煮 20 分钟，去渣取汁，与 1000 毫升开水同入盆中，先熏蒸，待温度适宜时泡洗双脚，每天 1 次，每次 40 分钟。

功效 益气健脾、滋阴养血。

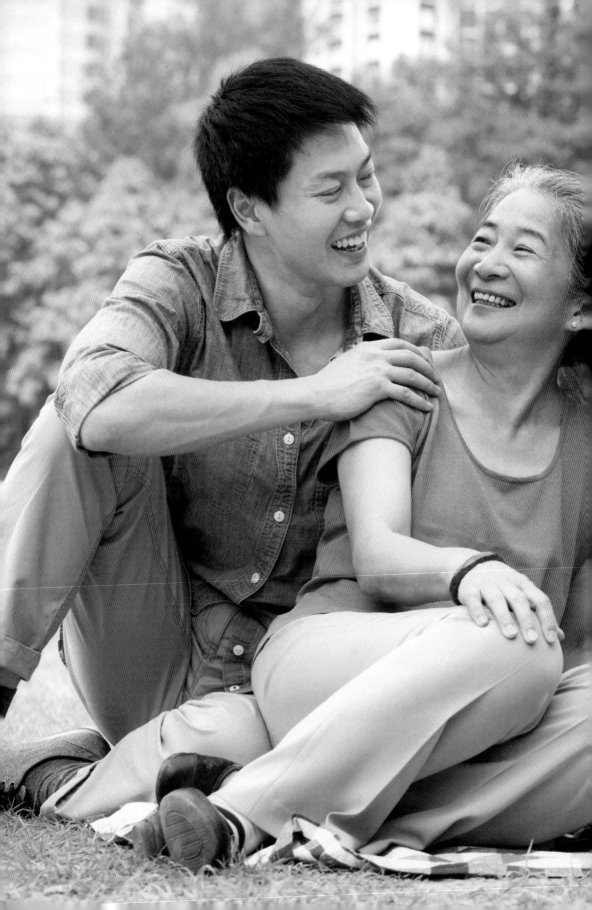

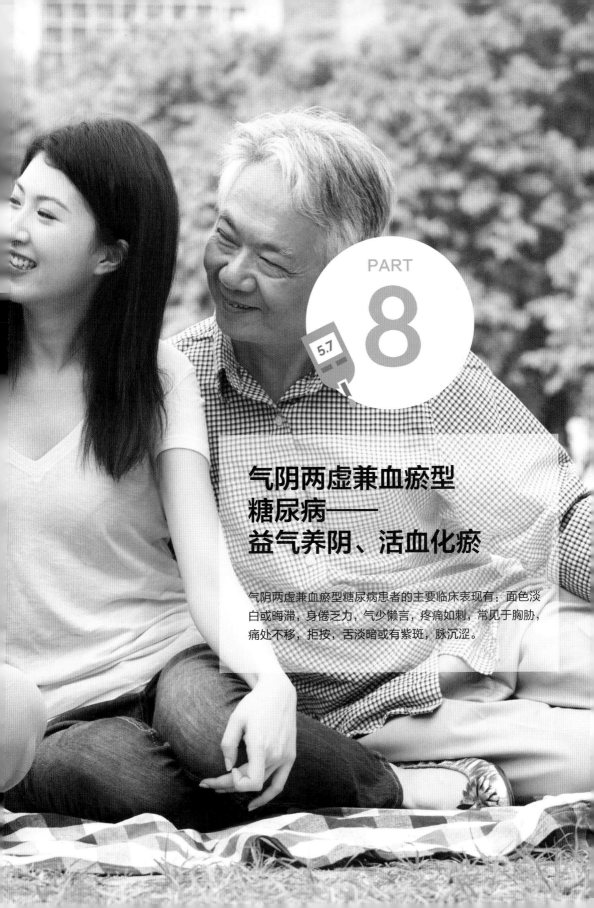

PART

5.7

8

气阴两虚兼血瘀型
糖尿病——
益气养阴、活血化瘀

气阴两虚兼血瘀型糖尿病患者的主要临床表现有：面色淡白或晦滞，身倦乏力，气少懒言，疼痛如刺，常见于胸胁，痛处不移，拒按，舌淡暗或有紫斑，脉沉涩。

认识气阴两虚兼血瘀型糖尿病

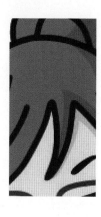

医案

● 仲某某，男，70岁

● 职业：机关干部

● 就诊时间：2018年8月

患糖尿病10多年，平素经常有口干舌燥、神疲乏力等症。6个月前感觉双足麻木，感觉迟钝，后逐渐觉得双下肢刺痛，烧灼痛，活动时疼痛加重，休息时症状稍减。舌质暗红，边有瘀斑，苔薄白。

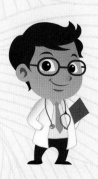

汪教授解析

本病例原有气阴两虚，气为血帅，血为气母，气虚推动乏力，血液运行不畅，缓慢涩滞，而成瘀血。阴虚火旺，煎熬津液，津血同源，津亏液少则血液黏稠不畅，亦可成瘀，为阴虚血滞。瘀血阻于下肢经络，而致脉络气血不通，引起下肢麻木、疼痛等症。

居家调养

①饮食以益气养阴、活血化瘀为主

对于气阴两虚兼血瘀型糖尿病患者，日常饮食应以益气养阴、活血化瘀为主，可选择益气养阴的食材如莲子、麦冬、山药、百合、红枣等，也可选择活血化瘀的食材如山楂、芹菜、韭菜等。

②起居有常，不熬夜，不吃煎炸之品

休息睡眠是调养身心、改善虚劳的最好方法，规律的作息时间、充足的睡眠能让身体机能得到有效恢复，帮助机体代谢正常进行，最终达到阴阳平衡、改善疾患的目的。熬夜最容易伤精耗气，对气阴两虚型糖尿病患者病情不利。此外，煎炸之品多性质燥烈，食用后易伤人体津液，所以也不宜食用。

③保持心情愉快

中医认为，肝主疏泄，对于血瘀型糖尿病患者，机体疏泄功能的正常与否直接决定了血瘀症状的缓解与否。因此，养好肝、保持肝功能正常可缓解血瘀症状。同时，肝喜条达，意思是说肝喜欢心情愉快的状态，所以，保持心情愉快有利于肝功能的正常运转，进而可改善血瘀症状。

适合的运动方案

1 八段锦

健身气功八段锦由八节组成，因体势动作古朴高雅而得名。八段锦的体势有坐式和站式两种。坐式：练法恬静，运动量小，适于起床前或睡觉前穿内衣锻炼。站式：运动量大，适于各种年龄、各种身体状况的人锻炼。

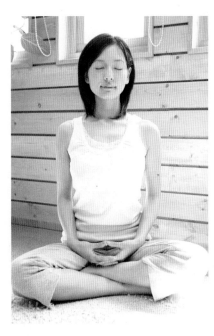

①**宁神静坐：**盘膝坐，正头竖颈，两目平视，松肩虚腋，腰脊正直，两手轻握，置于小腹前的大腿根部。静坐 3～5 分钟。

②**手抱昆仑：**牙齿轻叩 20～30 下，口水增多时即咽下。双手交叉，自身体前方缓缓升起，经头顶上方将两手掌心紧贴在枕骨处，手抱枕骨向前用力，同时枕骨向后用力，使后头部肌肉产生一张一弛的运动。

③**指敲玉枕：**接上式，以两手掩住双耳，两手的食指相对，贴于两侧的玉枕穴上，随即将食指搭于中指的指背上，然后将食指滑下，以食指的弹力缓缓地叩击玉枕穴，使两耳有"咚咚"之声。

④**微摆天柱：**头部略低，使头部肌肉保持相对紧张，将头向左右频频转动，缓缓摆动天柱穴 20 次左右。

⑤**手摩精门：**自然深呼吸数次后，闭息片刻，随后将两手搓热，以双手掌推摩两侧肾俞穴 20 次左右。

⑥**左右辘轳：**接上式，两手自腰部顺势移向前方，两脚平伸，手指分开，稍作屈曲，双手自肋部向上划弧如车轮形，自后向前做数次运动，再按相反的方向数次环形运动。

⑦**托按攀足：**接上式，双手十指交叉，掌心向上，双手作上托劲；翻转掌心朝前，双手作向前按推劲。稍停，即松开交叉的双手，顺势做弯腰攀足的动作，用双手攀两足的涌泉穴，两膝关节不要弯曲。

⑧**任督运转：**正身端坐，鼓漱吞津，意守丹田，以意引导内气自中丹田沿任脉下行至会阴穴接督脉沿脊柱上行，至督脉终结处再循任脉下行。

2 放风筝

放风筝是一项十分有益于健康的体育活动。糖尿病患者因疾病而承受着多方面的压力，有的患者甚至出现抑郁，放飞风筝可以消除负面压力，带来好心情。患者走进大自然中，放飞风筝，忘却烦恼、心情愉悦。在野外放风筝，沐浴着阳光，呼吸着新鲜空气，吐故纳新，舒展四肢筋骨，促进血液循环，有助于促进新陈代谢，增强身体健康。

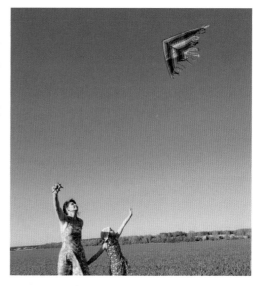

需要注意的是，风筝的升放除选择适宜的风力外，还要选择合适的场地。选择场地的原则是宽阔和远离高层建筑物及高大的树木。

饮食调理

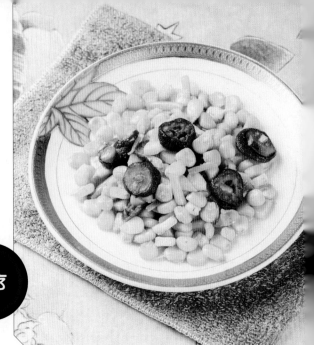

食疗

山楂玉米粒

材料： 鲜玉米粒 100 克，水发山楂 20 克，姜片、葱段各少许。

调料： 盐 3 克，鸡粉 2 克，水淀粉、食用油各适量。

热量表	
总热量	135 千卡
碳水化合物	27.2 克
蛋白质	4.1 克
脂肪	1.3 克

做法：

① 锅中注入适量清水，煮沸，加少许盐，倒入玉米粒，焯煮 1 分钟，放入山楂，焯煮片刻，捞出沥干。

② 热油炒香姜片、葱段，倒入焯煮好的玉米粒和山楂，快速拌炒均匀。

③ 加入盐、鸡粉，炒匀调味，倒入水淀粉，快速拌炒即可盛出。

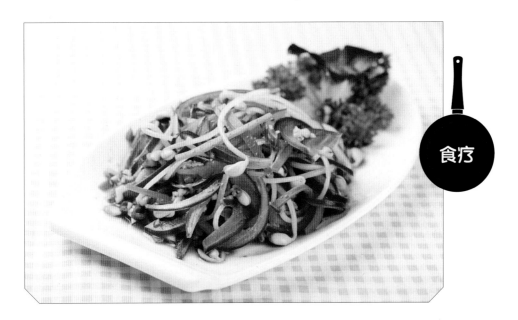

食疗

豆芽拌洋葱

材料: 黄豆芽 100 克,洋葱 90 克,胡萝卜 40 克,蒜末、葱花各少许。

调料: 盐 2 克,鸡粉 2 克,生抽 4 毫升,陈醋、辣椒油、芝麻油各适量。

热量表	
总热量	105.3 千卡
碳水化合物	16.7 克
蛋白质	6.1 克
脂肪	2.3 克

做法:

①洗净食材,洋葱、胡萝卜去皮切丝。

②锅中注水烧开,放入黄豆芽、胡萝卜,煮 1 分钟至其断生,再放入洋葱,煮半分钟后捞出。

③放少许蒜末、葱花、生抽、盐、鸡粉、陈醋、辣椒油,再淋入少许芝麻油,拌匀。

④将拌好的材料盛出,装入盘中即可。

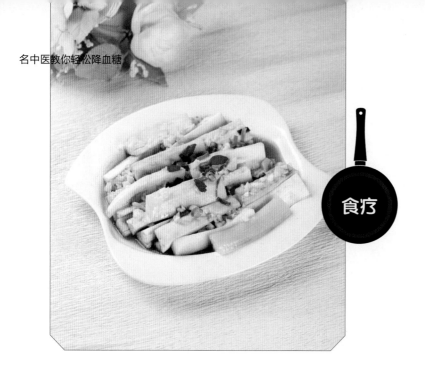

食疗

醋香蒸茄子

材料： 茄子 200 克，蒜末、葱花
各少许。

调料： 盐 2 克，生抽 5 毫升，陈醋
5 毫升，芝麻油 2 毫升，食
用油 5 毫升。

热量表	
总热量	101 千卡
碳水化合物	9.8 克
蛋白质	2.2 克
脂肪	8 克

做法：

①将洗净的茄子切成条，放入盘中，摆放整齐。

②将蒜末倒入碗中，加入适量盐、生抽、陈醋、芝麻油，拌匀制成味汁，
浇在茄子上。

③把加工好的茄子放入烧开的蒸锅中，用大火蒸 10 分钟至熟透。

④取出蒸好的茄子，趁热撒上葱花，浇上少许热油即可。

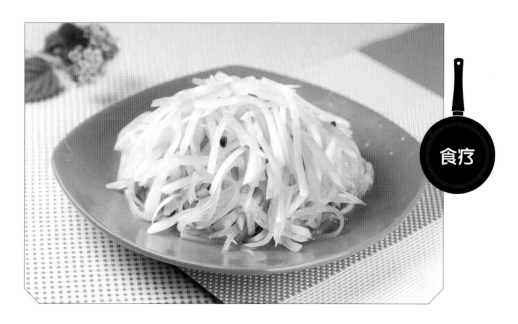

醋拌莴笋萝卜丝

材料: 莴笋 140 克,白萝卜 200
克,蒜末、葱花各少许。

调料: 盐 3 克,鸡粉 2 克,陈醋 5
毫升,食用油适量。

热量表	
总热量	66.6 千卡
碳水化合物	13.9 克
蛋白质	3.2 克
脂肪	0.3 克

做法:

①白萝卜、莴笋洗净,去皮切丝。

②锅中注入适量清水烧开,放入少许盐、食用油,倒入白萝卜丝、莴笋丝,
搅匀,再煮约 1 分钟至食材熟软后捞出,沥干水分,待用。

③将焯煮好的食材放在碗中,撒上蒜末、葱花,加入盐、鸡粉,淋入陈醋,
搅拌至食材入味即成。

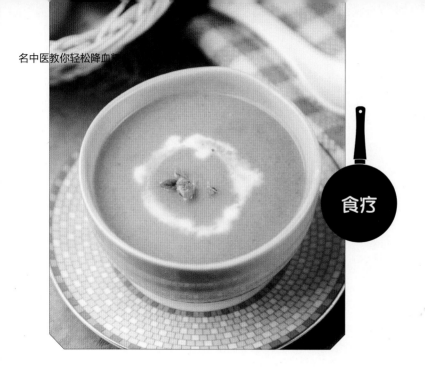

食疗

西式洋葱南瓜玉米汤

材料: 南瓜 100 克,玉米粒 30 克,
牛奶 30 毫升,黄油 10 克,
淡奶油 30 克,洋葱 30 克。

调料: 白糖、鸡粉各 2 克,黑胡椒、
盐各少许。

热量表	
总热量	459.6 千卡
碳水化合物	28.9 克
蛋白质	5.9 克
脂肪	35.5 克

做法:

①洗净去皮的南瓜对切开,切成片;处理好的洋葱切成丝,再细细切碎,
待用。

②将奶锅置于火上,倒入黄油,再倒入洋葱碎,翻炒至透明,加入南瓜片,
翻炒片刻。

③倒入玉米粒,注入清水,大火煮开后转小火煮 20 分钟,用搅拌器将食
材打碎。

④加入盐、白糖、鸡粉、黑胡椒,搅拌调味,倒入牛奶、淡奶油,搅匀即可。

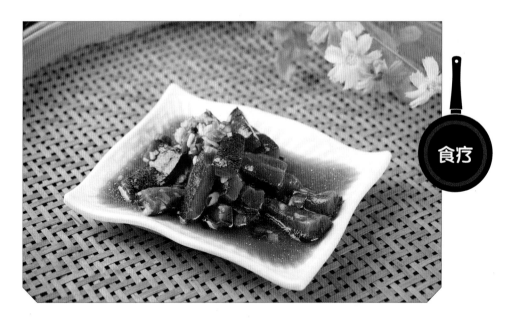

鸡腿菇爆海参

材料：海参 1 只，鸡腿菇 200 克，
彩椒 50 克。

调料：植物油、盐、生抽、姜末、
蒜末各少许。

热量表	
总热量	159.9 千卡
碳水化合物	20.5 克
蛋白质	19.4 克
脂肪	1.9 克

做法：

①海参泡发后切成条，鸡腿菇洗净切片。

②彩椒去蒂、籽，切成条，焯熟备用。

③锅中放油烧热，爆香姜末、蒜末。

④下入鸡腿菇翻炒一会儿，加入海参炒匀，注入少许水，焖至水干。

⑤加入彩椒条，炒匀后加盐、生抽调味即可。

中医理疗

艾灸疗法

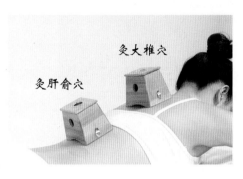

灸大椎穴

灸肝俞穴

1 取一段艾条约5厘米，固定于艾灸盒顶盖上，点燃艾条一端，放于艾灸盒内。取两个艾灸盒，将燃着的艾灸盒一个放于大椎穴上，一个放于肝俞穴上，一同灸10～15分钟。

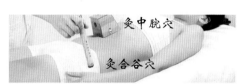

灸中脘穴

灸合谷穴

2 将燃着的艾灸盒置于中脘穴上灸20～30分钟，同时将艾条一端点燃，用雀啄灸法分别灸合谷穴、少海穴各10～15分钟，对侧穴位以同样方法操作。

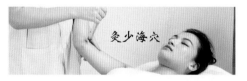

灸少海穴

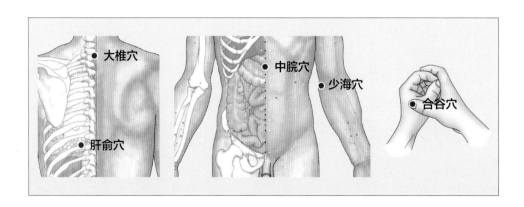

大椎穴

肝俞穴

中脘穴

少海穴

合谷穴

拔罐疗法

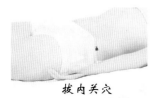

拔内关穴

1 用热毛巾擦拭清洁内关穴，用拔罐器将气罐拔取在内关穴上，留罐15分钟后取下。

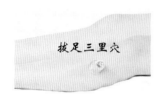

拔足三里穴

2 用热毛巾擦拭清洁足三里穴，用拔罐器将气罐拔取在足三里穴上，留罐15分钟后取下。

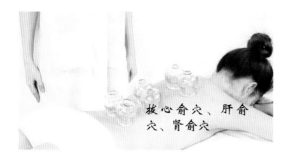

拔心俞穴、肝俞穴、肾俞穴

3 用热毛巾擦拭清洁心俞穴、肝俞穴、肾俞穴，右手持罐，左手用止血钳夹住点燃的棉球，伸入罐内旋转一圈马上抽出，然后迅速将火罐分别扣在心俞穴、肝俞穴、肾俞穴上，留罐15分钟后取下。

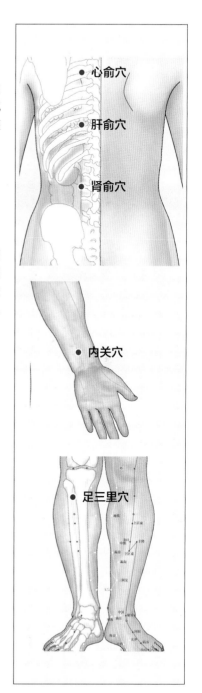

心俞穴
肝俞穴
肾俞穴
内关穴
足三里穴

中草药茶饮

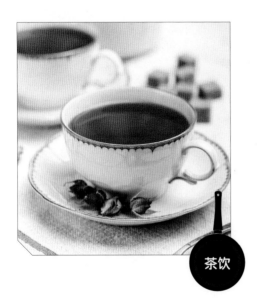

茶饮

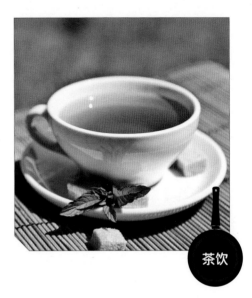

茶饮

枳实白术茶

材料：枳实 10 克，白术 15 克。

做法：

① 砂锅中注入适量清水烧热，倒入备好的枳实、白术。

② 盖上盖，煮开后转小火煮 30 分钟至其析出有效成分。

③ 揭开盖，搅拌均匀，关火后盛出药茶，滤入杯中即可。

活血补气茶

材料：党参 6 克，红玫瑰 8 克。

做法：

① 砂锅中注入适量清水烧开，倒入洗好的党参。

② 盖上盖，用小火煮约 20 分钟至其析出有效成分。

③ 揭盖，捞出党参，用中火保温药汁，待用。

④ 把洗好的玫瑰花放入茶杯中，注入药汁，盖上杯盖，泡约 5 分钟即可。

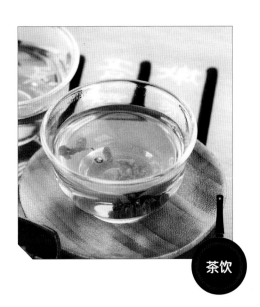

茶饮

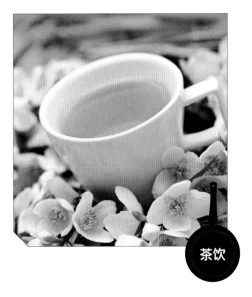

茶饮

党参玫瑰益母草茶

材料：党参5克，玫瑰花3克，益母
草7克。

做法：

①砂锅中注水烧开，倒入洗好的益
母草、党参。

②盖上盖，用中火煮约10分钟至其
析出有效成分，揭盖，用小火保温，
待用。

③取一个茶杯，倒入洗净的玫瑰花，
将砂锅中的药汁滤入杯中，泡约1
分钟至香气散出，趁热饮用即可。

益气养血茶

材料：人参片4克，麦冬10克，熟
地15克。

做法：

①砂锅中注入适量清水烧开。

②倒入洗好的人参片、麦冬、熟地。

③盖上盖，用小火煮20分钟，至其
析出有效成分。

④关火后揭开盖，把煮好的药茶盛入
碗中即可。

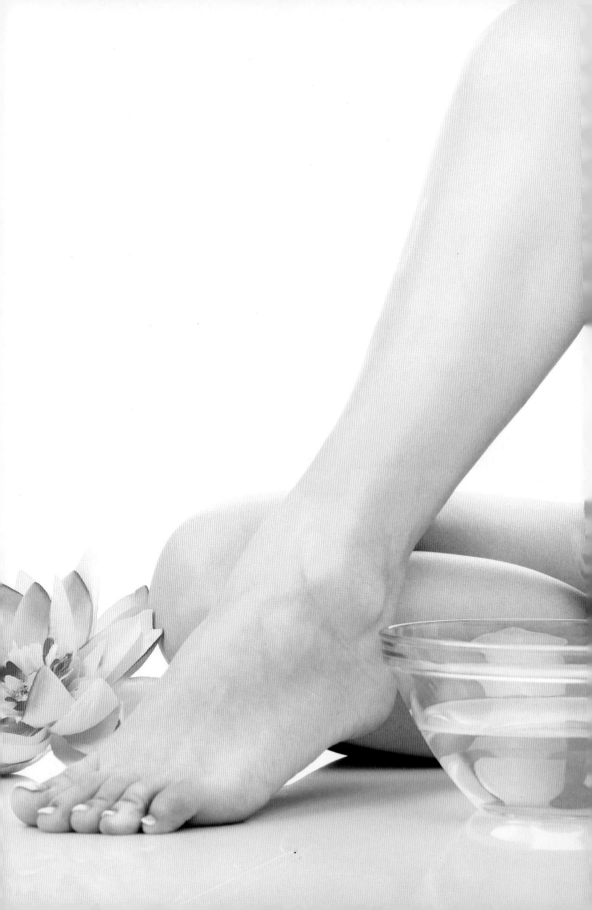

足浴疗法

配方 黄芪30克，鸡血藤、威灵仙、伸筋草各25克，当归、白芍、桑寄生各20克，红花、牛膝、木瓜各15克。

用法 将上述药材加适量清水，浸泡10分钟后，再煎煮取汁3000毫升，倒入泡脚盆内，先熏蒸双脚，待温度适宜时浸泡双脚30分钟，每日2次，每剂药用2天。

功效 补益气血、滋养肝肾、通络止痛。

配方 黄芪45克，当归、川芎、赤芍、桃仁、丹参、红花、地龙、生地、柴胡、甘草各15克。

用法 将上述药材加适量清水煎煮30分钟，去渣取汁，与2000毫升开水一起倒入盆内，先熏蒸，待温度适宜时泡洗双脚，每天早晚各1次，每次熏泡40分钟。

功效 适用于气虚血瘀型糖尿病。

配方 黄芪10克，党参9克，白术10克，炙甘草9克，当归12克，熟地9克，陈皮10克，葛根9克。

用法 将上述药材加入适量清水，浸泡20分钟，再煎煮30分钟，去渣取汁，与1500毫升开水同入脚盆中，先熏蒸，待温度适宜（40℃左右）时泡洗双脚，每天2次，每次40分钟。

功效 益气养阴、补益心脾。

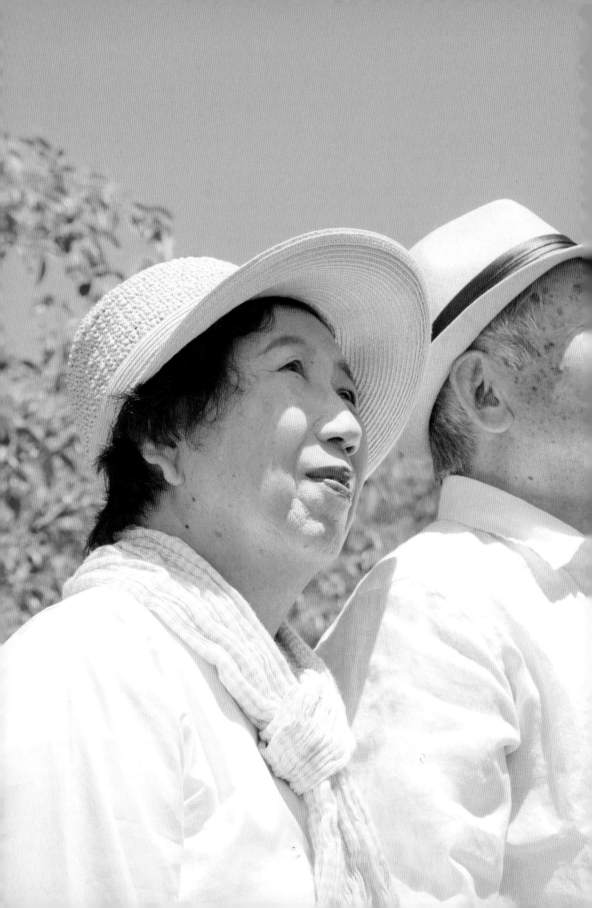

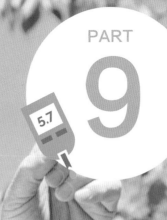

PART

9

5.7

阴阳两虚型糖尿病——
温阳滋阴、补肾固涩

阴阳两虚型糖尿病患者的主要临床表现是：尿频量多，且
浑浊如脂膏，同时伴有腰膝酸软、畏寒怕冷、形体消瘦、
四肢欠温、面容憔悴、舌淡苔白而干、脉沉细无力等。

认识阴阳两虚型糖尿病

医案

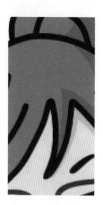

● 曾某，男，62岁

● 职业：科研人员

● 就诊时间：2018年2月

　　患2型糖尿病7年。半年前因左小腿烫伤久治不愈而行植皮治疗。治疗中感觉小便频数，浑浊如膏，泡沫多，并感腰酸腿软、手足不温，下午足部浮肿。患者面色苍白，舌淡，苔白腻，脉沉细弱，尿蛋白3+。

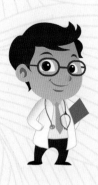

汪教授解析

　　此为糖尿病迁延日久，病情控制不佳，初起气阴两虚，因病情发展，导致肝肾阴虚，渐至阴损及阳，伤及脾肾，而成阴阳两虚。其表现除了消渴病常见的口干多饮等症状，患者还有小便浑浊、畏寒肢冷等症。治疗应以温阳健脾、固肾涩精为法。

居家调养

①注意保暖

平时要注意关节、腰膝、颈背部、腹部、脚部保暖。少用空调，季节转换时注意增减衣服，多晒太阳，少伤阳气。

②不要熬夜

熬夜很伤阳气，容易面容憔悴、精神疲惫，建议晚上不要超过11点入睡（冬天强调阳气的潜藏，睡觉更应该不超过晚上10点）。

③经常运动

多选择户外运动，一方面，运动能生发阳气，调节身体机能，促进消化吸收，维持阴阳平衡；另一方面，在户外多接触阳光，阳气就被调动，可以增强御寒能力，可以预防骨质疏松。需要注意的是，运动要量力而行，要持之以恒。

呼吸吐纳六字诀

呼吸吐纳六字诀是由南北朝医家陶弘景根据道家先人经验所创，是一种由六种特殊的呼气法组成的修炼方法。每一种呼气方法均有特定的吐字口型，以此牵动相应脏腑经络气血的运行，达到滋阴补阳的目的。

1. 预备式

两足开立，与肩同宽，头正颈直，含胸拔背，松腰松胯，双膝微屈，全身放松，呼吸自然。采用顺腹式呼吸法，即先呼后吸，呼气时读字，同时提肛缩臀，将重心移至脚跟。

2. 嘘字功

嘘（读xū）。口型为两唇微合，有横绷之力，舌尖向前并向内微缩，上下齿有微缝。呼气念"嘘"字，足大趾轻轻点地，两手自小腹前缓缓抬起，手背相对，经胁肋至与肩平，两臂如鸟张翼向上、向左右分开，手心斜向上。垂眼帘，尽量往下看，随呼气之势尽力瞪圆。呼气尽吸气时，屈臂两手经面前、胸腹前缓缓下落，垂于体侧，再做第二次吐字。如此动作六次，作一次调息。

3. 呵字功

呵（读hē）。口型为半张，舌顶下齿，舌面下压。呼气念"呵"字，足大趾轻轻点地；两手掌心向里由小腹前抬起，经体前至胸部两乳中间位置向外翻掌，上托至眼部。呼气尽吸气时，翻转手心向面，经面前、胸腹缓缓下落，垂于体侧，再做第二次吐字。如此动作六次，作一次调息。

4. 呼字功

呼（读hū）。口型为撮口如管状，舌向上微卷，用力前伸。呼气念"呼"字，足大趾轻轻点地，两手自小腹前抬起，手心朝上，至脐部，左手外旋上托至头顶，同时右手内旋下按至小腹前。呼气尽吸气时，左臂内旋变为掌心向里，从面前下落，同时右臂回旋掌心向里上穿，两手在胸前交叉，左手在外，右手在里，两手内旋下按至腹前，自然垂于体侧。再以同样要领，右手上托，左手下按，做第二次吐字。如此交替共做六次，调息一次。

5. 呬字功

呬（读 sì）。口型为两唇微后收，上下齿相合而不接触，舌尖插上下之缝，微出。呼气念"呬"字，两手从小腹前抬起，逐渐转掌心向上，至两乳平，两臂外旋，翻转手心向外成立掌，指尖对喉，然后左右展臂宽胸推掌如鸟张翼。呼气尽，随吸气之势两臂自然下落垂于体侧。重复六次，调息一次。

6. 吹字功

吹（读 chuī）。口型为撮口，唇出音。呼气读"吹"字，足五趾抓地，足心空起，两臂自体侧提起，绕长强、肾俞向前划弧并经体前抬至锁骨平，两臂撑圆如抱球，两手指尖相对。身体下蹲，两臂随之下落，呼气尽时两手落于膝盖上部。下蹲时要做到身体正直。呼气尽，随吸气之势慢慢站起，两臂自然下落垂于身体两侧。共做六次，调息一次。

7. 嘻字功

嘻（读 xī）。口型为两唇微启，舌稍后缩，舌尖向下，有喜笑自得之貌。呼气念"嘻"字，足四、五趾点地。两手自体侧抬起如捧物状，过腹至两乳平，两臂外旋翻转手心向外，并向头部托举，两手心转向上，指尖相对。吸气时五指分开，由头部循身体两侧缓缓落下并以意引气至足四趾端。重复六次，调息一次。

练习本功法吐气时一定要出声，对声音的要求是"深沉的、震动的、富于穿透力的"。吐气出声的特点是：声音震动于胸腔，气息受阻于胸膈。其作用：一是为了规范口型；二是此阶段若吐气无声，气息就会被胸腔、胸膈阻滞，容易造成憋气，而吐气出声可通过震动胸腔、胸膈，使气流散发于胸部脏腑各处，既能促进脏腑内部运动，又因气息的分散而不觉得憋闷；三是通过发声音频震荡增强呼吸深度，提高肺活量。

饮食调理

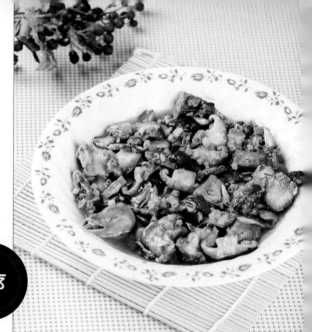

食疗

香菇蒸鸽子

材料： 鸽子 350 克，鲜香菇 40 克，红枣 20 克，姜片、葱花各少许。

调料： 盐 2 克，鸡粉 2 克，生粉 10 克，生抽 4 毫升，料酒 5 毫升，芝麻油、食用油各适量。

热量表	
总热量	775.7 千卡
碳水化合物	24.2 克
蛋白质	59 克
脂肪	49.9 克

做法：

① 香菇洗净切丝；红枣洗净去核；鸽子洗净，斩成小块。

② 将鸽块装入碗中，加入鸡粉、盐、生抽、料酒、食用油拌匀调味。

③ 倒入姜片、红枣、香菇丝、生粉，拌匀上浆，淋入少许芝麻油，腌渍至鸽块入味。

④ 将腌渍好的食材放入蒸盘，再放入蒸锅用中火蒸约 15 分钟，食材熟透后取出，撒上葱花即成。

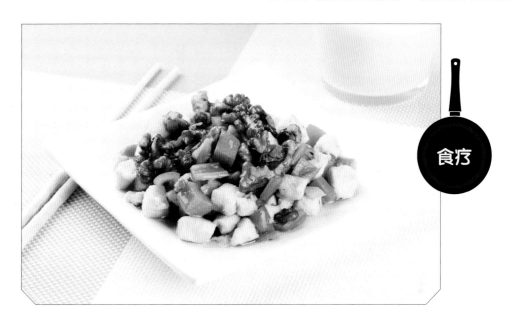

食疗

核桃仁鸡丁

材料: 核桃仁 30 克,鸡胸肉 180 克,
青椒 40 克,胡萝卜 50 克,
姜片、蒜末、葱段各少许。

调料: 盐 3 克, 鸡粉 2 克,食粉、
料酒、水淀粉、食用油各适量。

热量表	
总热量	929 千卡
碳水化合物	131.6 克
蛋白质	35.8 克
脂肪	81.6 克

做法:

① 将胡萝卜、青椒、鸡胸肉洗净切成丁;鸡肉丁加少许盐、鸡粉、水淀粉、
食用油,腌渍 10 分钟至入味。

② 锅中注水烧开,放入胡萝卜焯烫后捞出。锅中加入食粉,放入核桃仁焯
煮捞出。

③ 油锅烧至三成热,放入核桃仁炸香后捞出;锅底留油,放入姜片、蒜末、
葱段爆香。

④ 倒入鸡胸肉、青椒、胡萝卜炒匀,入料酒、盐、鸡粉调味,盛出放入盘中,
放上核桃仁即可。

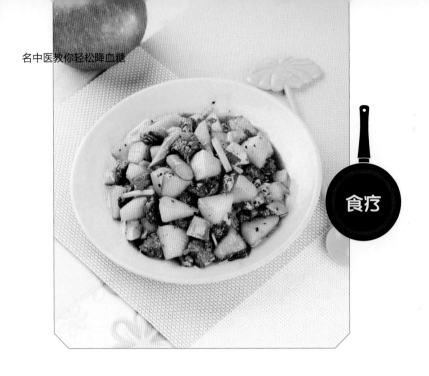

食疗

黑椒苹果牛肉粒

材料： 苹果 120 克，牛肉 100 克，
　　　芥蓝梗 45 克，洋葱 30 克，
　　　姜片、蒜末、葱段各少许。

调料： 盐 3 克，鸡粉、食粉、料酒、
　　　生抽、黑胡椒粉各少许，水
　　　淀粉、食用油各适量。

热量表	
总热量	270.2 千卡
碳水化合物	19.1 克
蛋白质	22.6 克
脂肪	3 克

做法：

①所有材料洗净，洋葱切丁，芥蓝梗切段，苹果去皮、去核切小块。

②牛肉切丁，加少许盐、鸡粉、食粉、水淀粉、生抽拌匀，加食用油腌渍
　10 分钟；芥蓝梗、苹果、牛肉焯熟，沥干备用。

③炒锅内倒入底油烧热，加入姜片、蒜末、葱段爆香，将洋葱丁炒至软熟
　后倒入牛肉、料酒、生抽、老抽、黑胡椒粉炒匀。

④加入芥蓝梗、苹果及盐、鸡粉、水淀粉，炒匀即可。

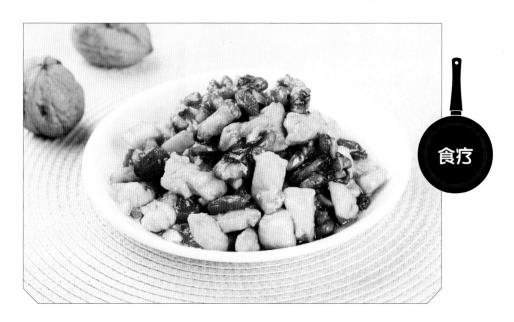

核桃枸杞肉丁

材料: 核桃仁 40 克, 瘦肉 120 克, 枸杞 5 克, 姜片、蒜末、葱段各少许。

调料: 盐、鸡粉各少许, 食粉 2 克, 料酒、水淀粉、食用油各适量。

热量表	
总热量	435.3 千卡
碳水化合物	12.6 克
蛋白质	31 克
脂肪	31 克

做法:

① 瘦肉洗净切丁,放入少许盐、鸡粉、水淀粉、食用油,腌渍 10 分钟至入味。

② 锅中注水烧开,加入食粉,放入核桃仁,焯煮 1 分 30 秒后捞出,去除外衣, 入三成热的油锅中炸出香味。

③ 锅留底油, 放入姜片、蒜末、葱段爆香, 倒入瘦肉丁, 炒至转色。

④ 淋入料酒, 倒入枸杞, 加入适量盐、鸡粉调味; 放入核桃仁炒匀, 盛出装盘即可。

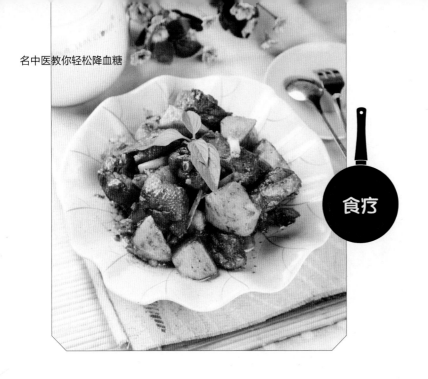

食疗

山药酱焖鸭

材料： 鸭肉块 400 克，山药 250 克，黄豆酱 20 克，姜片、葱段、桂皮、八角各少许，绍兴黄酒 70 毫升。

调料： 盐、鸡粉各 2 克，白糖少许，生抽、水淀粉、食用油各适量。

热量表	
总热量	528.7 千卡
碳水化合物	50.9 克
蛋白质	65.7 克
脂肪	6.6 克

做法：

①将去皮洗净的山药切滚刀块。

②锅中注入清水烧开，倒入鸭肉块，氽去血渍，捞出，沥干水分。

③油爆八角、桂皮、姜片，放入鸭肉块，炒匀，倒入黄豆酱、生抽、绍兴黄酒、清水，用大火煮至沸。

④加入盐，转小火焖至食材熟软，倒入山药，拌匀，用小火续煮至食材熟透。

⑤加入鸡粉、白糖，撒上葱段，炒出葱香味，用水淀粉勾芡即可。

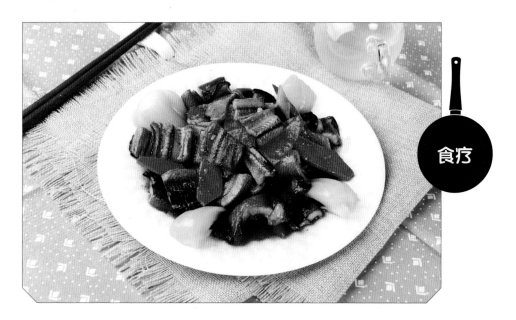

香芹鳝片

材料： 鳝鱼 450 克，香芹 250 克，小红椒 20 克。

调料： 植物油、盐、生抽、料酒、醋各少许。

热量表	
总热量	658.8 千卡
碳水化合物	18.9 克
蛋白质	124.3 克
脂肪	9.9 克

做法：

①鳝鱼剖开去头、骨、内脏，洗净，切成段，加料酒、生抽腌渍一会儿。

②香芹洗净切成段，小红椒切成丁。

③锅中放油烧热，倒入鳝鱼大火翻炒。

④加入小红椒、香芹段，炒匀放调料即可。

中医理疗

艾灸疗法

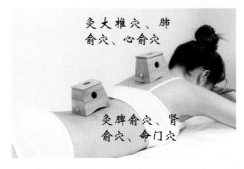

灸大椎穴、肺俞穴、心俞穴

灸脾俞穴、肾俞穴、命门穴

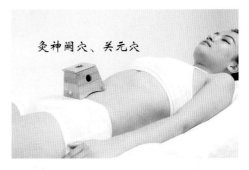

灸神阙穴、关元穴

1 取一段艾条，固定于艾灸盒顶盖上，点燃艾条一端，放于艾灸盒内。取两个艾灸盒，其中一个放于大椎穴、肺俞穴、心俞穴上，另一个放于脾俞穴、肾俞穴、命门穴上，一同灸 10 ~ 15 分钟。

2 找到神阙穴、关元穴，用一个艾灸盒一同灸 10 ~ 15 分钟。

3 将艾条一端点燃，找到足三里穴、三阴交穴、太溪穴，分别用悬灸法灸 10 ~ 15 分钟。

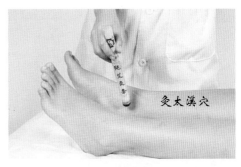

灸太溪穴

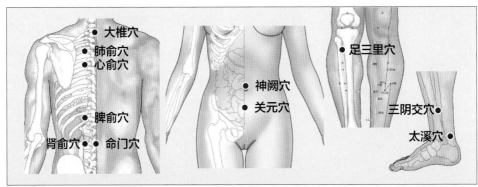

● 大椎穴
● 肺俞穴
● 心俞穴
● 脾俞穴
肾俞穴 ● ● 命门穴
● 神阙穴
● 关元穴
● 足三里穴
● 三阴交穴
● 太溪穴

按摩疗法

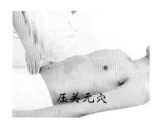

1 用食指、中指、无名指点压、按揉关元穴，力度适中，按揉1~3分钟。

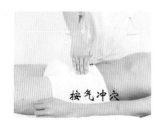

2 按揉气冲穴，力度适中，按揉1~3分钟，对侧以同样的方法操作。

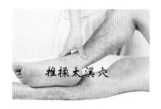

3 用拇指推揉太溪穴，力量柔和，以感觉酸胀为度；医者用双手握住患者脚背，用两拇指按压涌泉穴3~5分钟，感觉酸胀即可。

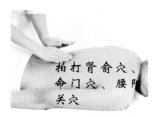

4 两手循环反复拍打两腰处的肾俞穴、命门穴、腰阳关穴，以有热感为佳，力度适中，左右各拍打3~5分钟。

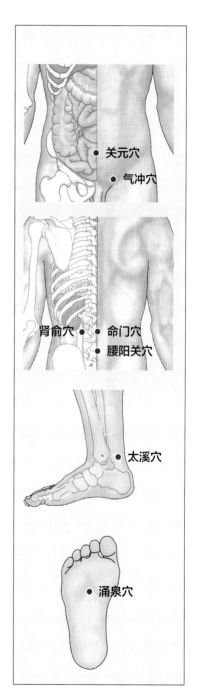

中草药茶饮

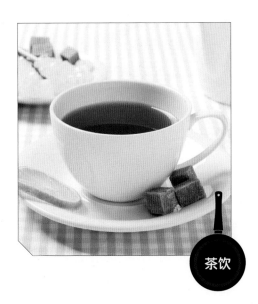

茶饮

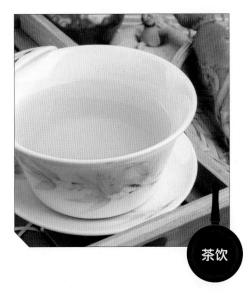

茶饮

五子茶

材料： 枸杞8克，菟丝子7克，车前子
5克，五味子5克，覆盆子8克。

做法：

①砂锅中注入适量清水烧开。

②放入备好的枸杞、菟丝子、车前子、
五味子、覆盆子，用勺搅拌均匀。

③盖上盖，用小火煮20分钟至药材
析出有效成分。

④揭盖，搅拌均匀，把煮好的药茶盛出，
装入碗中即可。

杜仲桃仁枸杞茶

材料： 杜仲5克，枸杞6克，桃仁4克。

做法：

①砂锅中注入适量清水，用大火烧热。

②倒入桃仁、杜仲、枸杞，搅拌均匀。

③盖上盖，烧开后用小火煮约15分钟，
至其析出有效成分。

④揭开盖，搅拌几下，用中火略煮
片刻。

⑤将煮好的药茶盛出，滤入杯中即可
饮用。

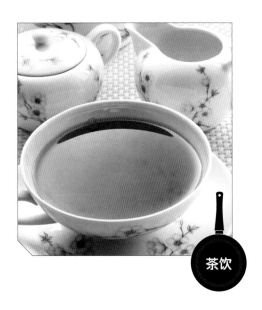

茶饮

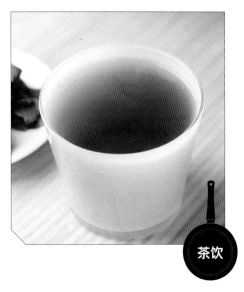

茶饮

灵芝当归菟丝子茶

材料: 灵芝 10 克,当归 5 克,菟丝子 5 克。

做法:

①砂锅中注入适量清水烧开。

②将备好的灵芝、当归、菟丝子倒入锅中,搅拌均匀。

③盖上盖,用小火煮 30 分钟,至药材析出有效成分。

④揭开盖,搅拌片刻,将煮好的药茶滤出,装入杯中,待稍微放凉即可饮用。

杜仲银杏叶茶

材料: 杜仲 20 克,银杏叶 10 克。

做法:

①砂锅中注入适量清水烧开,放入洗好的杜仲、银杏叶,轻轻搅拌均匀。

②盖上盖,煮沸后用小火煮约 20 分钟,至其析出有效成分。

③揭盖拌匀,转中火略煮片刻,关火后盛出煮好的药茶。

④滤取茶汁,装入茶杯中,趁热饮用即可。

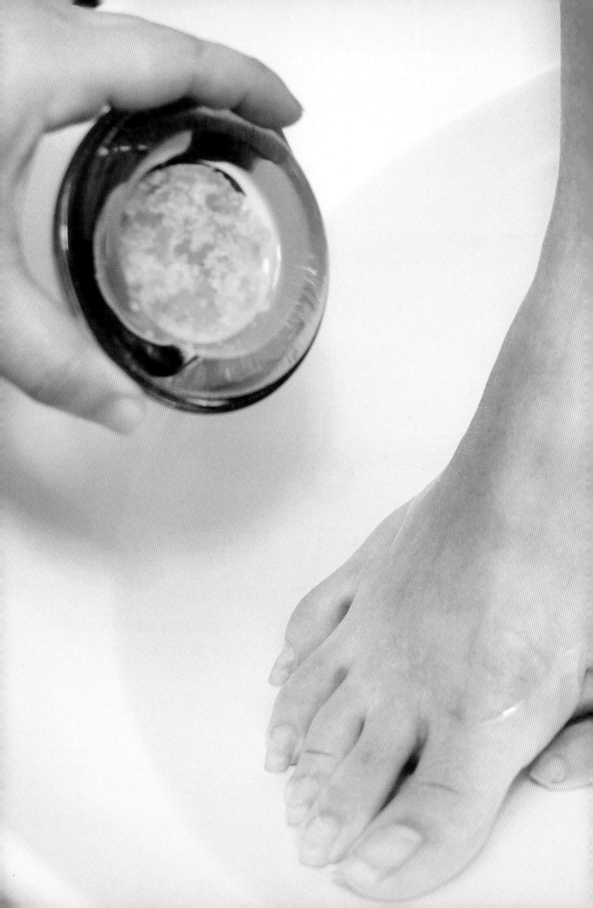

足浴疗法

配方 制附片、熟地、山萸肉、牡丹皮、山药、茯苓、泽泻、葛根各 15 克，肉桂 10 克，淫羊藿 30 克。

用法 将上述药材加清水 2000 ~ 2500 毫升，煎煮 10 分钟，取药液倒入泡脚盆内，待水温适宜后浸泡双脚，每天 1 次，每次浸泡 1.5 小时（水冷则兑入开水）。

功效 适用于阴阳两虚型糖尿病。

配方 决明子 24 克，枸杞 12 克，菟丝子 12 克，女贞子 15 克，金樱子 9 克，沙苑子 12 克，桑葚 12 克。

用法 将上述药材放入锅中，加入适量清水，煎煮 30 分钟，去渣取汁，与 1500 毫升开水同入泡脚盆中，先熏蒸后泡足，每天 1 次，每次 40 分钟。

功效 滋补肝肾、平补阴阳。

配方 杜仲 30 克，枸杞 12 克，山茱萸 12 克，肉桂 10 克，甘草 10 克。

用法 将上述药材放入锅中，加入适量清水，煎煮 30 分钟，去渣取汁，与 1500 毫升开水同入泡脚盆中，先熏蒸后泡足，每天 1 次，每次 30 分钟。

功效 滋阴补阳、降糖降压。

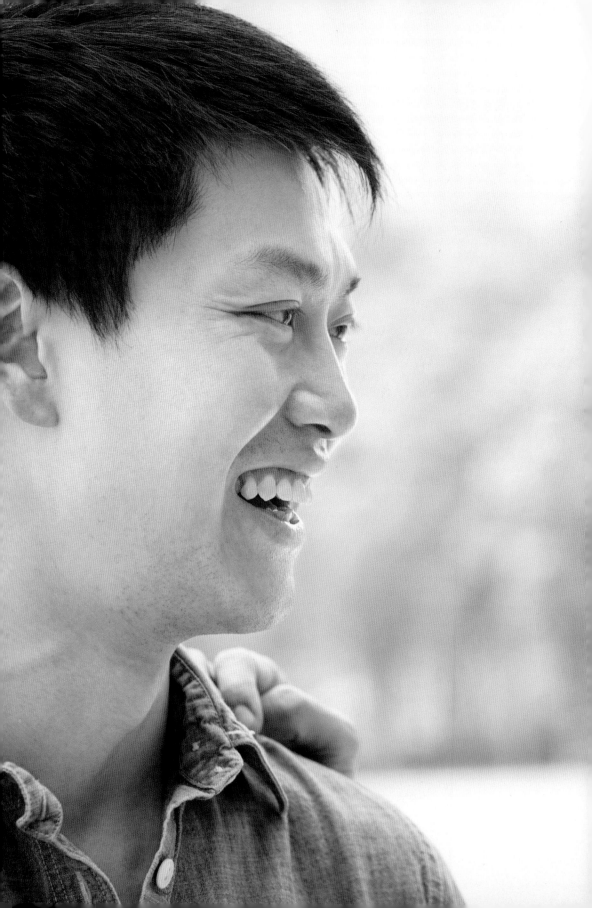

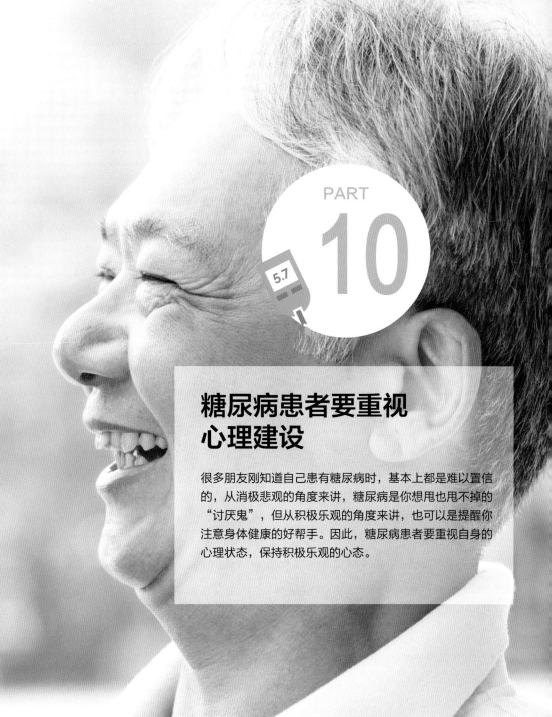

PART

5.7

10

糖尿病患者要重视
心理建设

很多朋友刚知道自己患有糖尿病时，基本上都是难以置信
的，从消极悲观的角度来讲，糖尿病是你想甩也甩不掉的
"讨厌鬼"，但从积极乐观的角度来讲，也可以是提醒你
注意身体健康的好帮手。因此，糖尿病患者要重视自身的
心理状态，保持积极乐观的心态。

糖尿病患者常见的心理误区

糖尿病的两大特点——普遍性和终身性，让很多患者朋友在对待它的时候产生了很多心理上的误区。这些心理误区对糖尿病的管理没有任何好处，恰恰相反，还会让患者朋友不能正确对待糖尿病，不能在日常生活中与糖尿病"和谐相处"，严重的还会使病情恶化，产生各种并发症，甚至会导致不可挽回的后果。常见的糖尿病病人的心理误区有以下几种：

不屑一顾

许多患者第一次被确诊为糖尿病时，对检验结果常常是不屑一顾的，总感觉自己其实没得糖尿病或者说自己的糖尿病很轻微，没什么大不了，医生的很多忠告和建议都被认为是多此一举。因为糖尿病初期的症状并不十分显著，很多患者朋友觉得自己身体不是好好的吗，怎么会得糖尿病呢，一定是检查出了问题，甚至还有对医院极其不信任的患者朋友认为医院为了赚钱故意夸大检查结果。

轻易绝望

很多患者意识到自己患上了要治疗一辈子的糖尿病后轻易就产生了绝望的情绪，尤其是有些年轻的患者，在那一瞬间，他们会觉得人生的追求都失去了意义，学业、爱情、事业都灰飞烟灭，进而产生自暴自弃、消极厌世的心理。有些患者这时候就消极应对，按照医生和家人的要求治疗，但学习工作上就没有动力，更有甚者不积极配合治疗，放任病情快速恶化。一些已退休的老年患者原本打算好好享受晚年生活，可却因为这病而令生活质量大大降低，也容易放任自流。

过度焦虑

由于糖尿病是一种难以彻底治愈的疾病，而且随着病情的发展还会出现种种并发症，许多患者朋友因道听途说的一些消息而终日过度焦虑，这种焦虑主要来源于不知道自己哪天就会患上尿毒症等可怕的并发症，这样的焦虑让他们再也无法静心生活下去。

迷信药物

对糖尿病患者来说，药物治疗当然是重要的，但过分依赖药物甚至迷信药物却又是要不得的。很多病人也不知道哪里来的"信仰"，总觉得现代科技已经如此发达了，还有什么病治不好吗？他们相信多吃药、吃对药一定能把糖尿病治好！但是，他们忽略了在服用药物的同时，还必须重视平衡饮食、控制体重、劳逸结合、调适心理、锻炼身体、戒烟限酒等非药物疗法，所以他们的疗效也不会太好。

拒绝治疗

在临床实践中，病人对治疗的依从性是很重要的，有的时候甚至会成为妨碍病情康复的最大障碍，糖尿病病人中这种情况也是存在的。许多患者朋友经过长期的努力依然控制不好血糖，进而发展至跟医护人员和家人的情绪对立，甚至抗拒治疗。尤其是一些患病时间较长、并发症多且严重，而治疗效果又不明显的患者，很容易对医务人员采取不理睬、不信任、不配合的"三不"态度。

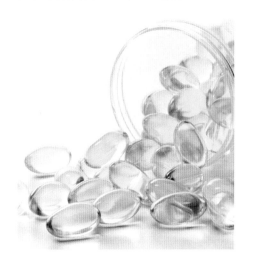

患上糖尿病并不可怕，可怕的是陷入这些心理误区之中，不愿意走出来。只有认真听取医生的建议，平静地面对患上糖尿病这个事实，才能够在今后的治疗过程中采取正确的态度，进而才有可能取得良好的治疗效果。

糖尿病患者为什么容易抑郁

糖尿病和抑郁症之间的关系非常密切，甚至有学者提出两种疾病属于"共病"状态，常常伴随出现。临床数据的统计结果显示，糖尿病患者合并抑郁症的风险会增加2倍，大约有15%的糖尿病患者患有抑郁症，并且抑郁症患者也更容易出现肥胖和糖尿病。

什么是抑郁症

什么是抑郁症呢？它有哪些临床表现？首先要说明的是，正常的情绪波动、心情不好并不是抑郁症。简单地说，抑郁症是一组以情感持续低落为基本特征的精神障碍，常伴有思维迟钝、行为迟滞以及各种躯体化症状。当今社会生活节奏快，生活压力大，抑郁症的发病率正在逐步提升，糖尿病患者自然也在其中。

糖尿病并发抑郁症的主要表现有情绪低落、思维迟缓（记忆力减退、大脑反应慢）、生活空虚、不愿意参加社交，伴有焦虑、睡眠障碍易早醒、性欲减退，除此之外还有疲乏、心悸、胸闷、胃肠不适、便秘等躯体症状。

糖尿病与抑郁的相互关联

我们在临床上发现，很多糖尿病患者都容易患上抑郁症，这是为什么呢？相关研究表明，可能与如下机制有关：糖尿病患者需要经常关注血糖波动、服药剂量等，心理负担会在原有的基础上大大加重；糖尿病患者大多都存在活动较少、肥胖等不健康的生活方式，并且一些降糖药物会增加体重，外人看来他们似乎早已习惯，但其实他们心里也有很大的压力。此外，还有一个原因是很难从生活方式、心理状态上加以调节的：糖尿病能够引起大脑病理改变，糖尿病患者更容易出现大脑萎缩，脑容量下降，这种病理改变可能对抑郁症的发生起着关键作用。综合以上因素可知，血糖控制越好的患者，从身心两方面都更容易预防抑郁。

抑郁症患者本来没有糖尿病，但也是糖尿病的高危人群，这又是为什么呢？研究表明，可能与如下机制有关：抑郁症患者大多有着不健康的生活方式，他们的生活方式又往往导致肥胖；抑郁症患者在血糖正常的情况下，会出现胰岛素抵抗，但这会随着抗抑郁治疗而有所缓解。

糖尿病并发抑郁症的危害

任何一种疾病出现在身体上都是让人痛苦的，更何况两种疾病同时发生。糖尿病并发抑郁的危害很大，因为二者会相互作用，形成恶性循环。

糖尿病带给患者朋友们的不仅仅是生活上的不便，更重要的是肉体和精神上的痛苦，糖尿病发展的最终结局多会引起其他重要脏器（如眼睛、肾脏、心脑血管等）的并发症，这又导致不少患者背负着沉重的精神压力。这种压力不仅会影响患者的治疗效果，还会引起神经内分泌紊乱，抑制胰岛素的分泌，并使交感神经兴奋，儿茶酚胺分泌增加，导致血糖升高，加速并发症的发生。反之，如果患者的血糖控制不够理想，有时病情还会加重，又会使病人的情绪更加低落，对生活丧失信心和希望，从而加重患者的抑郁。

由于各种各样一时间难以改变的原因，目前临床对糖尿病患者的治疗多集中在糖尿病本身，但实际上心理因素对其发生、发展、疗效、预后均起重要作用。所以对于糖尿病合并抑郁症的患者，在采取降糖药物治疗的同时，还要给予心理治疗，但这种心理治疗往往是医院里的大夫无暇顾及的，所以还要依赖于患者自身和亲友的帮助。

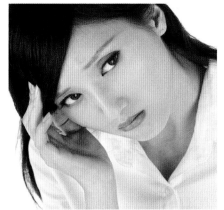

糖尿病患者为什么会出现焦虑反应

　　焦虑反应是人们适应某种特定环境的一种反应方式，但正常的焦虑反应常有其现实原因（现实性焦虑），如面临生活工作中的重大考验，这种焦虑会随着事过境迁而很快缓解。糖尿病患者当中有许多人情绪较为焦虑，常常紧张不安、苦闷、莫名其妙地恐惧，并且伴有心悸、多汗、脉速、坐立不安等症状。这并不是巧合，因为糖尿病会引发焦虑。

　　糖尿病为什么会导致焦虑呢？事实上，学者们普遍认为糖尿病导致焦虑多为社会心理因素所致。现代心身医学认为，社会心理因素作用于人脑后，通过一定的生理中介机制，导致靶器官病理变化和功能改变，进而出现躯体症状。

主要的可能机制

　　①神经生理机制，即情绪变化引起植物神经机能失调，继而影响所支配的脏器功能。

　　②神经内分泌机制，即社会心理应激使下丘脑—垂体—内分泌腺轴的机能增强或减弱，引起内环境失衡，产生相应的躯体疾病。

　　③神经生化机制，即心理变化可影响一些神经递质如多巴胺、5-羟色胺等的合成及分泌。

　　④免疫机制，即应激或情绪变化使机体免疫功能发生变化，影响淋巴细胞及其他免疫细胞的分布和功能。

　　这些病理上的机制我们普通的患者朋友们也不需要了解太多，但有一点是肯定的：糖尿病患者反复住院，长期就医，需要定期检测血糖，并依赖长期饮食控制及服药或注射胰岛素等措施减缓病情进展，这必然让他们时常担心出现并发症。此外，患者可能自觉经济和家庭地位下降，产生自卑、自责等抑郁心理。同时患者的社交活动往往减少，内心的压抑没有正确途径宣泄，性格内向的患者易产生孤独心理。

　　多数患者都非常关注血糖指标、每日进食和锻炼的情况及高昂的治疗费，甚至到处寻求良方。生活核心内容向"糖尿病"过分转移导致患者敏感、多疑、紧张，这些都构成极大的心理应激，容易导致焦虑等负面情绪的产生。此外，患者血糖增高导致机体出现应激反应，血浆皮质醇、胰高血糖素、生长素等增多，长期高血糖会引发皮质醇活性的改变，这些变化使患者容易出现焦虑和抑郁情绪。

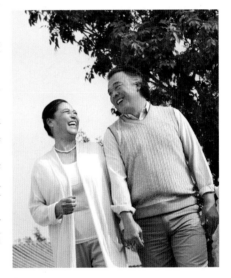

　　对于糖尿病患者，我们一般建议：不管在什么情况下，都应保持良好的心态来对待自己的病情，消极情绪有可能会使病情更严重，不利于身心发展，长期下去会使患者失去活下去的意志，所以患者的家人或朋友都应该多多关心他们的情绪，生活中给他们制造温馨的生活环境，这有利于缓解糖尿病的症状。

　　国外也有学者发现长期焦虑能够诱发糖尿病：因为焦虑情绪的体验源于下丘脑，焦虑本身可激活下丘脑—垂体—靶腺轴，使肾上腺分泌的糖皮质激素水平增加，导致血糖升高。这是糖尿病发生的危险因素。

怎样处理或治疗糖尿病患者的心理问题

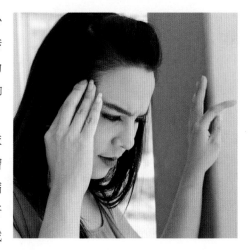

前两节已经谈到，糖尿病患者的心理问题如果长期持续的话，就有可能转变为抑郁症，反之，精神上过大的压力也可能会引起糖尿病。糖尿病患者患抑郁症、焦虑症和睡眠障碍的风险增加，而且合并心理疾病的糖尿病患者治疗依从性差，短期和长期严重并发症风险增加。糖尿病引发的心理问题伴随着疾病一起发生，这样反复的恶性循环会不断加重病人的病情，最终导致失明、截肢、中风、认知下降、生活质量降低和过早死亡。

当糖尿病合并心理疾病得不到及时诊断和治疗时，最终将会增加社会和卫生保健系统的支出，更会大大加重家庭的负担，这种负担不仅仅是经济上的，更是家庭氛围、幸福生活层面的。所以我们一定要用正确的方法去面对糖尿病患者朋友们的心理问题。

对于医生以及患者家属来说，主要任务是要收集患者生理和社会方面的资料，

对于患者朋友本身来说，接受适当的心理治疗、学习糖尿病引发的心理问题对糖尿病治疗的影响、评估自己当前的心理状况是非常重要的，这一点我们将在下一节详细讨论。

实施心理指导，减少焦虑等一些负面情绪，使患者能关注自己的情绪变化，更多地关心、理解自己，对治疗树立信心。真诚地接受并充分尊重患者，耐心听取患者的倾诉，设身处地地理解，积极关注，找到患者具有的积极因素，并以此鼓励、引导病人，使其树立起"疾病并不可怕，可怕的是自己得糖尿病相关心理问题"的观念。

但问题的根源还是在糖尿病上，如果不能让患者正确认识糖尿病，那么就不能从根源上去解决他们的心理问题。所以要对他们讲解糖尿病及相关知识，让患者了解到虽然糖尿病在目前的医疗水平下还没有根治的方法，但是在医生和药物帮助下，糖尿病是能够得到良好控制的。糖尿病患者的心理问题正是让病情得到有效控制的障碍，我们应尽力帮助其客观全面地认识和理解疾病。

在治疗糖尿病的同时，还一定要多关注一下糖尿病患者的心理问题。糖尿病的发生发展和人的性格、应付问题的方式、承受压力的能力等心理因素也有一定关系，已是公认的心身疾病。现在越来越多的年轻白领患上糖尿病，这与过大的心理压力及生活不规律等都有一定的关系。而一些糖尿病患者由于生活事件的突然打击，病情可在一夜之间恶化。研究表明，糖尿病患者的性格倾向于内向的人群，如遇到事情时不愿求助或找人倾诉，而是一味压抑自己，从而产生焦虑、抑郁的情绪，而不良情绪通过"免疫—内分泌"环节又成为糖尿病的诱因。

糖尿病患者在积极地进行药物治疗的同时，还要注意自己情绪的调整和压力的释放，家属也应该多给予他们心理上的支持。如果这段时间压力比较大或有应激事件出现时，应注意检测血糖。糖尿病治疗是一个长期的过程，健康的心态对治疗非常关键。

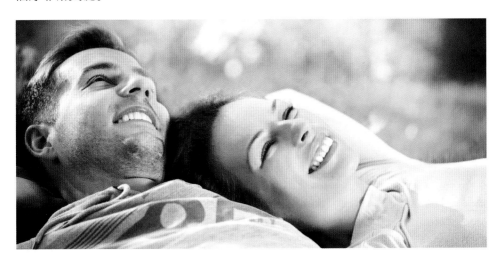

糖尿病患者如何进行自我心理调节

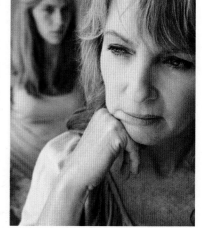

相信大家都知道，持续恶劣的情绪有损健康，许多疾病的发生都与长期的心理压力、不良的心理刺激有关。糖尿病患者朋友们也不例外，甚至因为本身患病，这种损害更大，因为不良的情绪对血糖有很大的影响，可能会造成血糖居高不下，难以控制，所以保持愉快、舒畅的心情也是糖尿病综合治疗的重要环节。那么糖尿病患者朋友们应该如何进行心理调节呢？

其实人活在世上，不如意的事会遇到很多，社会的公平也只能是相对的，不存在绝对的公平。俗话说，人生不如意事十之八九，每个人在生活、工作中或多或少会遇到一些不愉快的事，一帆风顺、心想事成、万事如意只是一种美好的愿望。特别是对一个糖尿病病人来说，因为某些不如意的事，总是处在一种恶劣的心情之中，损害了自己的健康，实在是很不值得。当然了，对于很多朋友来说，患上糖尿病本身就是最不如意的一件事。

如何正确对待日常生活中不如意的事

对于日常生活中不如意的事，可以从以下几个方面进行心理调节：

一是正视现实。既然不如意的事情已经发生，应该正视现实，多找找自身可能存在的不足，继续努力，尽量避免再次发生同样的事情，而不要在这件事情是否公平合理的问题上纠缠不清。

二是合理宣泄。压力与挫折、心中郁积的消极情绪会对身心造成极大的伤害，如果我们能像水库泄洪那样，采取合理宣泄的方式将其释放出去，则有益于我们的身体健康。因此，在重新调整对挫折的认识的同时，针对自己的不良情绪，可以有意识地找知心朋友诉诉苦，听听音乐，看看电视，参加适量的体育运动。

三是学会放弃。当有些目标经过多次努力仍然无法实现时，就要"识时务者为俊杰"，考虑是否到了应该放弃的时候。古人云"君子有所为，有所不为"，有时决定做某事是果断，一旦发现无法实现，立即放弃做某事也是一种果断。是自己的东西逃也逃不掉，不是自己的东西勉强也勉强不来。有时淡泊名利、宁静致远、随遇而安也是一种心理自我保健的有效措施。

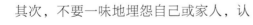

如何正确面对糖尿病

对于如何正确面对糖尿病，首先，要请大家坦然接受已经得了糖尿病的事实。当被医生告知得了糖尿病以后，一定要认真对待，如果自己不能确信，可以到权威的医院进行复诊，诊断一旦确立，就要马上接受自己已经是糖尿病患者的事实。千万不要因为还没有明显的症状就抱有侥幸的心理，或敌对态度，这些都是不对的。

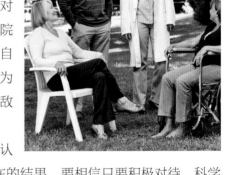

其次，不要一味地埋怨自己或家人，认为是自己先前的生活不够节制而导致了现在的结果。要相信只要积极对待、科学治疗是能得到很好控制的，也不会对自己的生活质量有太大的影响。

最后就是要做好充分的长期抗战的思想准备，要充满信心。糖尿病的治疗是一个长期的过程。当大家知道糖尿病要长期吃药、打针时，往往会非常沮丧，心里总是沉沉的，有的患者甚至出现了精神抑郁。这些不良的情绪会带来很大的负面影响，一定要调节好自己的心态，把吃药打针当成一件很正常的事情，成为自己生活的常态。

要通过与家人的积极沟通来建立良好心态

检测出得了糖尿病后要第一时间与家人积极沟通，一方面可以缓解自己的情绪，通过沟通得到家人的支持，建立良好心态，为积极的治疗作好准备；另一方面沟通可让家人更全面了解糖尿病，在日常生活中与家人更和谐相处。

首先你的家庭成员需要知道如何来处理一些紧急情况。这就意味着，他们应能识别出一些症状的前兆。他们需要知道什么时候你出现了低血糖的症状，以及什么时间应请求救护。他们还应学会识别高血糖、糖尿病性酮症酸中毒急性并发

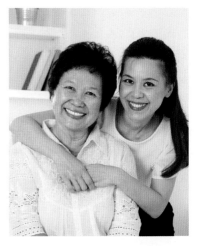

症的症状。你的家庭成员要与糖尿病指导师取得联系，让糖尿病指导师帮助回答家人有关糖尿病的一些问题，并向家人讲解在出现紧急情况时他们应该做什么。

把糖尿病护理纳入你家庭生活的第一步是确认你的家庭成员都了解糖尿病，知道它是由什么引起的，如何进行治疗，以及控制血糖维持正常水平的重要性。

当然，要把糖尿病控制和家庭生活平衡好可能要求你在某些方面做些妥协。如果女儿要在午饭时间表演课本剧，你赶不上吃午饭的话，你可以学学如何来调整你的时间安排，比如在表演开始之前你先吃一部分午饭，这样便能帮你渡过这一关。当这种事情出现几次后，你的家庭成员会觉得每件事都是围绕着你的进餐时间发生的。但是，如果你找出一些创造性的方法在计划中允许有一定灵活性的话，你就能避免一些不必要的家庭紧张状况。

在围绕糖尿病进行调整的期间以及未来的几年里，让你和你的家庭成员自由地分担你的病情感受，这是很重要的，不要试图掩盖你的感受而不让家人知道。如果你感到承受不了，要告诉他们。如果他们埋怨糖尿病影响了他们，应鼓励他

们分担你的这些感受，这样你们之间就可以达到一种谅解。也许你的日常生活只要稍加改动就足以防止这些感觉积聚起来。你把糖尿病的事讲得越多，把糖尿病对你的家庭的影响讲得越多，你就越容易进行这些改变，也就能更好地帮助你处理好糖尿病护理与家庭生活之间如何平衡这件事。

你需要家庭给予的支持太多了，但更重要的是你要尽量不把控制糖尿病的大部分责任推到他们身上。不要让你的妻子因为你吃了太多的土豆唠叨你，不要让你的丈夫为你下一剂胰岛素注射操太多的心。要自己负起责任来，也欢迎家人的支持，共同来实现你的目标。

通过与家人的积极沟通得到他们的理解与支持，同时，这也在悄悄地改变你和你家人的生活方式。当你注意吃得好些时，你的家人同样也在积极补充营养；当你在晚饭后开始进行晚间散步时，你的家人也在积极参加；当你在同糖尿病的起伏变化进行斗争，并学会同他们交谈自己的感受时，你会发现你同家人的感情更加密切了，形成了强有力的情感纽带。

这些对于治疗糖尿病都是积极有力的，在无形中悄悄改变你的情绪，让你建立更积极的态度，更合理、更有自信地来进行治疗。家人给予的不仅仅是支持，更是心理的积极建设。

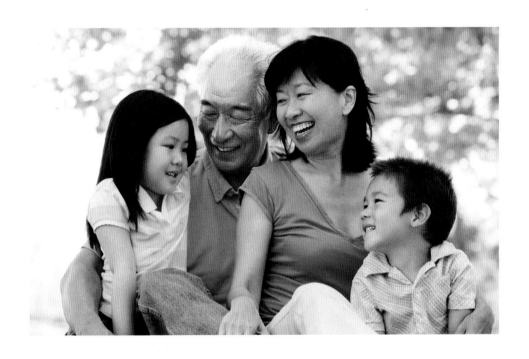

附录 常见的治疗糖尿病中成药

消渴丸

成分： 葛根、地黄、黄芪、天花粉、玉米须、南五味子、山药、格列本脲。

性状： 本品为黑色的包衣浓缩水丸；味甘、酸、微涩。

功能主治： 滋肾养阴，益气生津。用于气阴两虚型消渴病（非胰岛素依赖型糖尿病），症见多饮、多尿、多食、消瘦、体倦无力、眠差、腰痛；2型糖尿病见上述证候者。

规格： 0.25克×120丸/盒。

用法用量： 口服，一次5～10丸，一日2～3次。或遵医嘱。

不良反应： ①低血糖反应，其诱因为进餐延迟、剧烈体力活动，或药物剂量过大，以及合用一些可增加低血糖发生的药物，发生低血糖反应后，进食、饮糖水通常均可缓解。对于肝肾功能不全、年老、体弱者，若剂量偏大，则可引起严重低血糖。②偶见药疹。③偶见轻度恶心、呕吐等消化道反应。④罕见脱发。

禁忌： ①孕妇、哺乳期妇女不宜服用。②1型糖尿病患者、2型糖尿病患者伴有酮症酸中毒、昏迷、严重烧伤、感染、严重外伤和重大手术者禁用。③肝肾功能不全者，对磺胺类药物过敏者、白细胞减少者禁用。

药理毒理： 尚不明确。

参芪降糖片

成分： 参茎叶皂甙、五味子、黄芪、山药、地黄、覆盆子、麦冬、茯苓、天花粉、泽泻、枸杞。

性状： 本品为包衣片；气微，味甘、微涩。

功能主治： 益气养阴，滋脾补肾。主治消渴症，用于2型糖尿病。

规格： 0.35克×45片/盒。

用法用量： 口服，一次3片，一日3次，一个月为一个疗程。效果不显著或治疗前症状较重者，每次用量可达8片，一日3次。

禁忌： 有实热症者禁用，待实热症退后可服用。

药理毒理： 本品对大鼠肾上腺素所致应激性高血糖有预防效应，对小鼠四氧嘧啶性糖尿症有一定的降糖效应。

不良反应： 尚不明确。

珍芪降糖胶囊

成分： 黄芪、黄精、珍珠等多种名贵中药精心提炼而成。

性状： 本品为胶囊剂，内容物为棕黄色粉末；气香，味微苦。

功能主治： 益气养阴，清热生津。用于气阴两虚、肺胃有热之消渴症。

规格： 0.5克×60粒/盒。

用法用量： 日服3次，每次4粒，饭后10分钟服用。病重者日服3次，每次6粒，待一个月血糖、尿糖达正常值可减量，日服3次，每次3粒。第二个月，血糖、尿糖达正常值，可减量，日服3次，每次2粒。

禁忌： 尚不明确。

注意事项：

①有严重心、肝、肾（包括糖尿病肾病等）并发症，或合并有其他严重疾病者慎用。

②近一个月内有糖尿病酮症、酮症酸中毒以及感染者慎用。

药物相互作用： 如与其他药物同时使用可能会发生药物相互作用，详情请咨询医师或药师。

药理毒理： 尚不明确。

降糖舒胶囊

成分： 人参、枸杞、黄芪、刺五加、黄精、益智仁、牡蛎、地黄、熟地黄、葛根、丹参、荔枝核、知母、生石膏、芡实、山药、玄参、五味子、麦冬、乌药、天花粉、枳壳。

性状： 本品为胶囊剂，内容物为棕褐色或红棕色的颗粒或粉末。

功能主治： 滋阴补肾，生津止渴。用于糖尿病及糖尿病引起的全身综合征。

规格： 0.3克×60粒/盒。

用法用量： 口服，一次4~6粒，一日3次。

禁忌： 忌食辛辣。

注意事项： 忌食辛辣。

降糖通脉片

成分： 太子参、黄芪、黄精、天冬、麦冬、玄参、天花粉、苍术、知母、葛根、黄连、丹参、益母草、赤芍、水蛭、川牛膝、鸡血藤、威灵仙、荔枝核、地龙、川芎。

性状： 本品为薄膜衣片，除去包衣后显黄色至棕褐色；气香，味微苦。

功能主治： 益气养阴，活血化瘀，通经活络。用于气阴不足、瘀血阻络所致消渴，症见多饮、多食、多尿、消瘦、乏力，以及2型糖尿病见上述证候者。

规格： 0.35克×30片/盒。

用法用量： 口服，一次3~4片，一日3次，饭后服用或遵医嘱。

不良反应： 尚不明确。

注意事项： 定期复查血糖。

通脉降糖胶囊

成分： 太子参、丹参、黄连、黄芪、绞股蓝、山药、苍术、玄参、冬葵果、水蛭、葛根。

性状： 本品为硬胶囊，内容物为黄棕色至深棕色的颗粒或粉末；气腥，味苦。

功能主治： 养阴，清热，活血。用于气阴两虚、脉络瘀阻所致的消渴病，症见神疲乏力、肢麻疼痛、头晕耳鸣、自汗等。

规格： 0.4克×60粒/盒。

用法用量： 口服，一次3粒，一日3次。

不良反应： 尚不明确。

注意事项： 定期复查血糖。

降糖宁胶囊

成分： 人参、山药、生石膏、知母、黄芪、天花粉、茯苓、麦冬、生地黄、地骨皮、玉米须、山茱萸、甘草。

性状： 本品为硬胶囊，内容物为浅棕色小颗粒；气清香，味微甜。

功能主治： 益气，养阴，生津。用于糖尿病证属气阴两虚者。

规格： 0.4克×36粒/盒。

用法用量： 口服，一次4~6粒，一日3次。

禁忌： 对本品过敏者禁用。

注意事项：

①不能用于血容量不足的患者（如服用大剂量利尿剂治疗的患者），开始治疗前应纠正血容量不足和（或）钠的缺失。

②肾功能不全的患者可能需要减少本品的剂量，并且要注意血尿素氮、血清肌酐和血钾的变化。作为肾素—血管紧张素—醛固酮抑制的结果，个别敏感的患者可能产生肾功能变化。严重肾功能不全（肌酐清除率≤30 mL/min）或肝功能不全的患者不推荐使用本品。

③老年患者使用本品时不须调节剂量。

④厄贝沙坦不能通过血液透析被排出体外。

⑤本品可以和其他抗高血压药物联合服用。

药物相互作用： 降糖宁胶囊能有效地增加葡萄糖的转运，加速葡萄糖的氧化和酵解，促进糖原的合成和贮存，抑制糖原分解和异生而降低血糖，并对糖尿病引起的反复感染、排尿困难、上体肥胖、皮肤瘙痒、周围神经炎肌腱反射减弱或消失有很好的效果。

药理毒理： 处方中所有药物均有明显的降血糖作用。其中人参提取物能刺激胰岛组织分泌胰岛素，使胰岛β细胞对葡萄糖的应激反应更趋敏感，同时能修复受损的胰岛β细胞。因此，在治疗2型糖尿病中，本品与西药降糖药有显著不同，呈现出良好的优越性。

消渴降糖胶囊

成分： 番石榴叶。

性状： 本品为胶囊剂，内容物为棕褐色的粉末；味甘、涩。

功能主治： 生津止渴，甘平养胃，涩敛固阴。用于多饮、多尿、多食消瘦、体倦无力、尿糖及血糖升高之消渴症，轻及中度成年型糖尿病。

规格： 0.3克×48粒。

用法用量： 一次3~5粒，一日3次。

不良反应： 尚不明确。

禁忌： 人参、三七过敏者禁用。

注意事项： 忌饮酒，肝肾功能不全者、糖尿病并发酸中毒症和急性感染者禁用。

药物相互作用： 如与其他药物同时使用可能会发生药物相互作用，详情请咨询医师或药师。

芪蛭降糖片

成分： 黄芪、地黄、黄精、水蛭（烫）。

性状： 本品为薄膜衣片，除去薄膜衣后显棕褐色；味腥，微涩。

功能主治： 益气养阴，活血化瘀。用于2型糖尿病证属气阴两虚兼瘀者，症见口渴多饮、多尿易饥、体瘦乏力、自汗盗汗、面色晦暗、肢体麻木、舌暗有瘀斑等。

规格： 0.52克×30片/盒。

用法用量： 口服，一次5片，一日3次。疗程3个月。

不良反应： 尚不明确。

禁忌： 孕妇禁用。

注意事项： 有凝血机制障碍、出血倾向者慎用。